W0206350

EN BONNE SANTÉ AVEC LES PLANTES DES VOSGES
et d'ailleurs

Christian et Élisabeth Busser

EN BONNE SANTÉ AVEC LES PLANTES DES VOSGES

et d'ailleurs

La Nuée Bleue

Recommandations des auteurs

Il est recommandé de respecter les posologies indiquées, ne pas faire d'automédication chez un nouveau-né, l'enfant en bas âge, la femme enceinte et allaitante. En cas de doute, demander conseil à un professionnel (pharmacien, médecin, herboriste) pour choisir les remèdes naturels les plus adaptés aux besoins. Il saura aider dans l'identification de la plante et dans son dosage, sensibiliser aux contre-indications, aux précautions d'emploi et renseigner sur les associations plantes-médicaments.
Depuis août 2008, cent quarante-huit plantes médicinales sont en vente libre. Préférer l'achat chez des professionnels à la fourniture par Internet où la traçabilité et la qualité des plantes sont très aléatoires.
Les auteurs et l'éditeur déclinent toute responsabilité concernant les conséquences pouvant découler d'une mauvaise utilisation ou d'une utilisation abusive des informations qui figurent dans ce livre.

Certaines plantes sont interdites à la cueillette

Certaines plantes sauvages présentées dans ce guide figurent sur « Les listes rouges de la nature menacée » : Angélique, Arnica, Buis, Canneberge, Gentiane jaune, Pensée sauvage, Valériane.
Leur cueillette est interdite ou soumise à autorisation. Pour tout renseignement sur la cueillette contacter les conseils régionaux. Pour l'Alsace, prendre contact avec la Société botanique d'Alsace (SBA) qui a son siège à l'Institut de botanique de Strasbourg. Toutes les indications utiles sur les plantes menacées se trouvent aussi sur le site www.plantagogo.fr.

Pour en savoir plus

Christian et Élisabeth Busser ont publié un livre de référence à La Nuée Bleue, *Les Plantes des Vosges, médecine et traditions populaires* (2005) et ont créé un site Internet d'information sur les plantes indiquant aussi les nouveautés, errata ou présence à l'état sauvage dans d'autres régions de France : www.plantagogo.fr.
Christian Busser a fondé l'École Plantasanté qui propose diverses formations (École Plantasanté, 2a rue du Maréchal-Koenig, 67210 Obernai, www.plantasante.fr).

La majorité des photographies sont de Christian Busser. Malgré nos recherches, il nous a été impossible d'identifier les détenteurs des droits de quelques images. Qu'ils veuillent bien se manifester auprès de l'éditeur : La Nuée Bleue, 3, rue Saint-Pierre-le-Jeune, 67000 Strasbourg.

978-2-7165-0735-6

Renouer avec des pratiques et des savoirs ancestraux

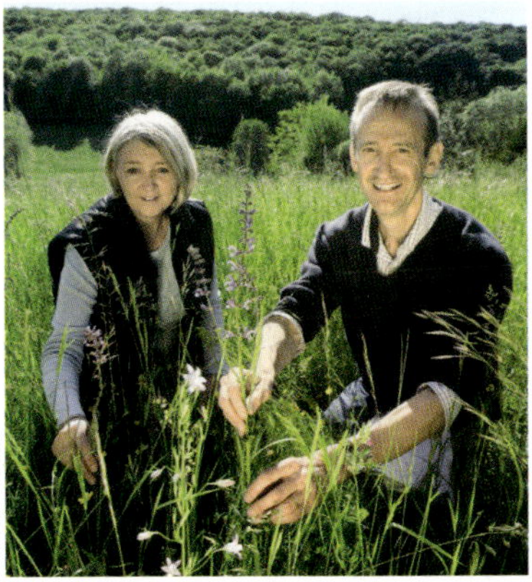

Frantisek Zvardon

Christian et Élisabeth Busser ont conquis près de vingt mille lecteurs après la sortie en 2005 des *Plantes des Vosges,* un dictionnaire encyclopédique des deux cents plantes médicinales présentes sur le massif. Pharmaciens installés à Obernai, botanistes, ethnologues, passionnés de plantes, ils ont, éclairés par leurs connaissances scientifiques et leurs enquêtes auprès des anciens, consigné avec précision les traditions séculaires de la médecine populaire, en les sauvant de l'oubli qui les menaçait.

Aujourd'hui, avec ce petit livre pratique, ils ont choisi de s'attacher davantage aux recettes pour permettre au lecteur une première approche de la phytothérapie. On apprendra par exemple que l'angine se soigne avec la sauge ou le thym et qu'une dizaine de plantes, telles que la valériane et la passiflore, permettent de combattre les insomnies, ou que l'harpagophytum, la prêle, le cassis et bien d'autres sont actifs sur le mal de dos, le mal du siècle.

Les cent quarante-huit plantes qu'ils ont choisies sont celles qui sont les plus couramment utilisées en France en phytothérapie. Parmi celles-ci, la majorité se trouve à l'état sauvage dans et autour du massif vosgien (ces plantes sont signalées par un pictogramme), d'autres sont cultivées dans le massif ou dans les plaines alentour. D'autres encore, très utilisées dans le grand Est et dans la France en général, proviennent de régions, de pays ou même de continents plus lointains. Ainsi la verveine citronnelle provenant d'Amérique du Sud et cultivée dans le sud de la France, le ginseng de Corée et l'harpagophytum d'Afrique du Sud, qui possède même un nom dialectal alsacien, ont trouvé une place méritante aux côtés de plantes autochtones. Pour chacune de ces plantes, classées par ordre alphabétique, une fiche pratique avec la description de la plante, sa période de cueillette, ses vertus thérapeutiques, les remèdes et éventuelles contre-indications. Un index final permet de trouver la plante qui soulagera.

À l'heure où la société de consommation est en crise, ce petit livre invite à redécouvrir les bienfaits et les immenses ressources de la nature.

Glossaire des remèdes

Ampoule buvable : remède sous forme d'ampoule scellée et stérile à boire (non destinée à l'injection), d'excellente conservation pour des plantes fraîches.

Bain aux plantes : consiste à verser une infusion concentrée de plantes dans un bain, ou des plantes séchées dans un sachet poreux pendant 10 à 20 min.

Bain oculaire : infusion de plante à appliquer pendant 10 à 20 min sur l'œil sous forme de compresses.

Capsule d'huile : capsule ayant reçu une injection d'huile dosée (onagre par exemple).

Cataplasme : médicament à usage externe obtenu soit en dissolvant une farine dans un liquide, soit en appliquant un végétal entier, soit en écrasant un végétal pour obtenir la consistance d'une pâte fluide.

Collutoire : médicament antiseptique destiné à agir sur la gorge, en spray.

Collyres ou gouttes ophtalmiques : préparations pharmaceutiques destinées à être appliquées sur la conjonctive de l'œil.

Compresse : gaze hydrophile en usage externe pour une action anti-inflammatoire, antiseptique, hémostatique, protectrice.

Décoction : consiste à faire bouillir une plante dans un liquide pour en extraire les principes solubles ; s'ensuit en général un temps d'infusion.

Extrait alcoolique : plantes mises à macérer dans de l'alcool ; la solution est ensuite filtrée.

Extrait fluide : extrait concentré d'une partie de plante, telle que 1 kg de plante donne 1 l d'extrait fluide.

Fleur de Bach : macération au soleil de fleurs ou décoction d'autres parties de plantes ; on obtient des préparations particulières créées par le Dr Bach pour agir sur des signes psychiques.

Fumigation : utilisation de vapeurs chargées des principes actifs de la plante.

Gargarisme : remède servant à rincer la gorge pour obtenir un effet anti-inflammatoire et antiseptique.

Gel : préparation à usage externe dans une base aqueuse, non grasse ; crème : préparation à usage externe dans une émulsion comportant une phase grasse.

Gélule ou comprimé d'extrait sec : extrait concentré en principes actifs obtenu après évaporation d'un extrait liquide.

Gélule ou comprimé de poudre : réalisé avec de la poudre de plante à l'état brut : contient tous les composants de la plante.

Granule homéopathique : sphères de lactose imprégnées d'un remède homéopathique.

Huile de massage : huile imprégnée de plante par macération, pour l'usage externe.

Huile essentielle : produits aromatiques et volatils, extraits des végétaux, soit par distillation, soit par expression.

Huile par macération à chaud : huile imprégnée de plante par macération à une certaine température, pour l'usage externe.

Infusion : verser de l'eau bouillante sur une plante pour en extraire ses principes actifs et laisser infuser à couvert.

Inhalation : respiration des vapeurs émises par une plante aromatique riche en huiles essentielles pour un effet antiseptique ou anti-inflammatoire en général.

Jus ou suc frais : obtenu par expression de la plante fraîche dans une presse.

Lotion : préparation de soin liquide que l'on applique sur la peau ou les cheveux pour soigner ou entretenir, nettoyer.

Macérat glycériné : macération de parties de bourgeons ou autre partie de plante dans un mélange à base de glycérine.

Macération à froid : laisser séjourner dans un liquide, à la température de l'atmosphère, une plante dont on veut extraire les principes actifs.

Nébulisat : les substances actives de la plante ont d'abord été extraites grâce à un solvant (eau, alcool, éther) puis l'extrait liquide est évaporé et réduit en poudre sèche.

Préparation aqueuse : réalisée dans de l'eau sans ajout d'alcool.

Sirop : liquide formé d'une dissolution de sucre, à laquelle on ajoute une partie de plante.

Teinture mère : préparation pharmaceutique obtenue par macération dans l'alcool à différentes concentrations de plantes fraîches, plus rarement de plantes sèches.

PLANTE DES VOSGES — Plante qui pousse dans les Vosges à l'état sauvage

Vertus thérapeutiques

Remèdes

Précautions d'emploi et contre-indications

Absinthe

Artemisia absinthium L. *Asteraceae*

Ballonnements digestifs
Manque d'appétit
Flatulences
Lenteurs digestives

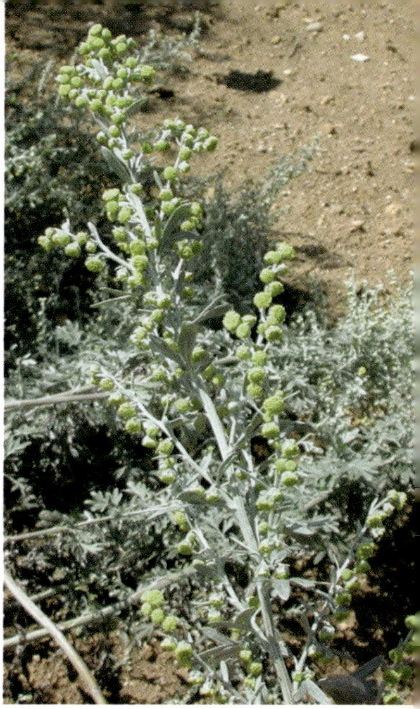

Plante buissonnante vivace atteignant 80 à 90 cm. Feuilles divisées en segments larges, argentées sur les deux faces, à capitules nombreux de fleurs jaunes, et à réceptacle velu. Cultivée depuis longtemps dans l'Est de la France et naturalisée, notamment en altitude autour des fermes, dans les vallées des deux versants des Vosges.

La plante est emménagogue, active sur les pertes blanches, tonique utérin, fébrifuge, appétente, stimulante en cas d'atonie intestinale et digestive. Fournier note : « Sur l'appareil utéro-ovarien, l'action de l'absinthe était célébrée par les anciens [...] pour combattre l'aménorrhée, surtout celle des jeunes filles, due à la débilité générale ou à l'inertie utérine. Heureux effets dans la leucorrhée liée à l'atonie digestive ou nerveuse. » L'huile essentielle est riche en thuyone, dont la proportion peut atteindre 50 %, d'où sa toxicité à forte dose, et ses anciens usages abortifs.

Floraison de juillet à septembre. Cueillir les feuilles et sommités fleuries, à partir de la deuxième ou troisième année

Extrêmement amères, les infusions d'absinthe (en général mélangée à d'autres herbes) offrent un remède aux troubles digestifs, flatulences et ballonnements : 1 cuillerée à café pour 1 tasse en infusion de 10 min ; deux à trois fois par jour après les repas.

Uniquement sur avis médical, et jamais pour une femme enceinte. Ne prendre qu'à dose faible, et pendant un temps limité.

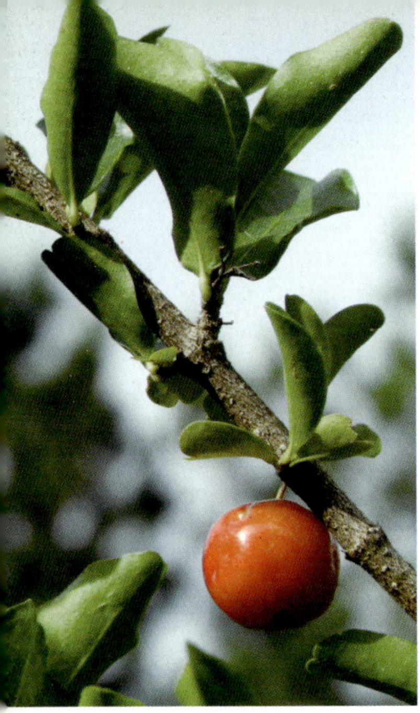

Acérola

Malpighia punicifolia L. *Malpighiaceae*

Fatigue
Stress
Surmenage
Convalescence
Changement de saison
Efforts

Feuilles opposées, ovales ou elliptiques, terminées par une pointe aigüe. Fleurs rouge vif, groupées en inflorescences axillaires, qui s'ouvrent trois fois par an. Fruit comestible, de goût acidulé et agréable, de conservation délicate.

Fruit très riche en vitamine C : 1 à 2 g/100 g (20 à 30 fois plus que l'orange). Concentrations élevées en vitamines du groupe B, facteurs antioxydants et minéraux (phosphore, calcium, fer, potassium et magnésium). Anti-infectieux par excellence, en préventif ou curatif. Immunostimulant, antioxydant, il freine la destruction des membranes cellulaires en contrariant l'action des radicaux libres. Tonique puissant ; reminéralisant (croissance, grossesse, allaitement, consolidation de fracture, déminéralisation). Très conseillé dans le cadre d'un sevrage tabagique pour son pouvoir détoxicant.

Pousse spontanément dans les régions tropicales d'Amérique du Sud et aux Antilles. La « cerise antillaise » est récoltée quatre fois l'an.

Poudre du fruit en gélules ou comprimés, à raison de 500 à 2 000 mg par jour : indiquée dans les asthénies fonctionnelles, pour faciliter la reprise de poids après un amaigrissement ; d'une façon générale, lors des refroidissements et contre la fatigue.

Achillée millefeuille

Achillea millefolium L. *Asteraceae*

Troubles digestifs
Hémorroïdes
Stimule l'appétit
Anti-inflammatoire
Cicatrisation de plaies

PLANTE DES VOSGES

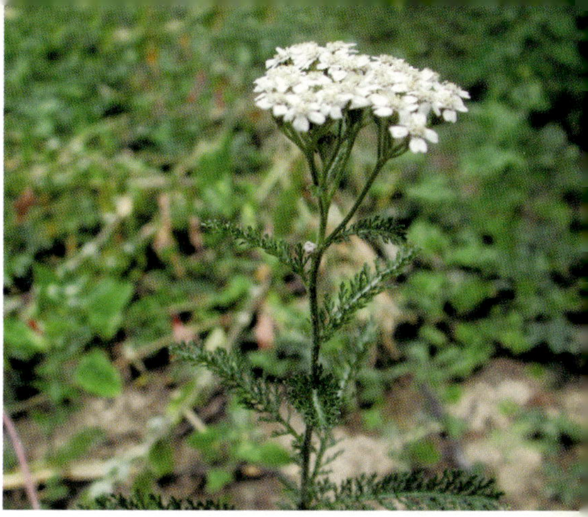

Plante vivace, poilue, odorante, 20 à 70 cm ; tiges érigées, non ramifiées ; feuilles très allongées, limbe trois à dix fois plus long que large, 18 à 20 paires de segments très découpés en lanières. Petits capitules (4 à 6 mm), aux ligules horizontales courtes blanches, parfois roses ou rougeâtres, en corymbes serrés.

Tiges et feuilles sont récoltées à la floraison de juin à octobre, puis séchées. La racine se récolte après a floraison. Pousse sur sol calcaire ou légèrement acide, dans les prés, les pâturages, le bord des routes, les terrains vagues

Cicatrisante, apéritive, digestive, tonique, antiseptique, fébrifuge, calme les bouffées de chaleur par son action de type progestérone. Utilisée dans le traitement des hémorroïdes. Action favorable du suc frais sur la circulation sanguine. Tonique amer et stimulant (troubles gastro-intestinaux), pour stimuler les sécrétions biliaires et l'appétit. Activité anti-inflammatoire, et antihépatotoxique (antitoxique sur le foie) observée chez l'animal. Extraits aqueux et huile essentielle : antibactériens et antifongiques.

Usage interne : en cas de crampe gastrique, intestinale ou biliaire, pour stimuler l'appétit, infuser 10 à 20 g de plante dans 50 cl d'eau bouillante (à préparer par petites quantités et laisser infuser 10 min seulement, car elle noircit rapidement et perd son arôme), puis filtrer ; boire 1 tasse chaude trois à quatre fois par jour entre les repas. Usage externe : suc frais ou préparation aqueuse (hémorroïdes), infusion ou extraits alcooliques en lavage, contre les inflammations et pour la cicatrisation des plaies.

Risque de réactions allergiques au toucher. Déconseillée aux femmes enceintes et à celles qui allaitent.

Digestion et transit ; dermatologie ; gynécologie

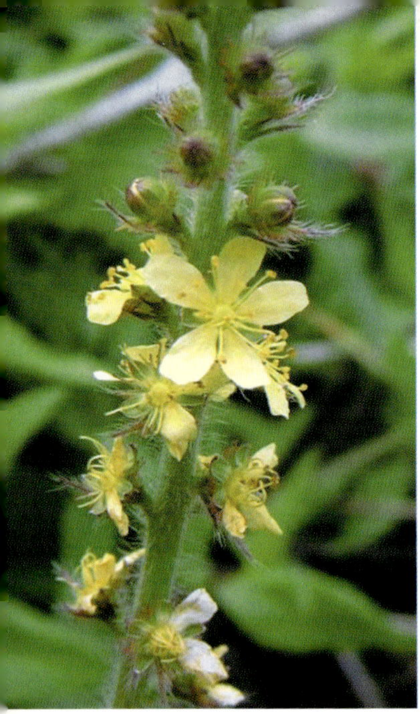

Aigremoine

Agrimonia eupatoria L. *Rosaceae*

PLANTE DES **VOSGES**

Diarrhées
Troubles circulatoires
Soif du diabétique
Hémorroïdes
Aphtes
Maux de gorge

Tige de 60 cm, droite, dure, velue, feuillée ; feuilles alternes, à folioles lancéolées, dentées, pubescentes et blanchâtres en dessous, entremêlées de folioles très petites. Fleurs jaunes en épi terminal (juin-août). Corolle à 5 pétales ovales, 12 à 20 étamines courtes. Calice à 5 divisions aiguës, 2 akènes renfermés dans le calice persistant et hérissé. Plante astringente par ses tanins, d'où découlent ses diverses indications.

Feuilles et sommités fleuries sont récoltées en juillet.

Traditionnellement connu, surtout en Allemagne, comme antidiabétique et en soutien de la fonction biliaire et pancréatique en cas de digestion difficile, il est alors utilisé en longue durée (1 cuillerée à café par tasse trois fois par jour). Usage interne : en infusion pour soigner diarrhées légères, asthme, digestion difficile, insuffisance veineuse ou crise hémorroïdaire ; 2 cuillerées à café de plante sèche pour 25 cl d'eau bouillante ; boire 3 à 4 tasses. Usage externe : en cas d'angine, stomatite, aphtes, plaies infectées ou atones, prurit, entorse, contusions : en compresses, 1 cuillerée à soupe de plante séchée dans 25 cl d'eau bouillante ; deux à trois fois par jour (même posologie pour les gargarismes). En cas d'hémorroïdes, de problèmes circulatoires ou d'affections cutanées : décoction de 5 cuillerées à soupe de plante sèche dans 25 cl d'eau froide, laisser bouillir 5 min ; laisser refroidir et filtrer ; imbiber un linge et appliquer en compresses quatre fois par jour. À prendre sous forme de Fleur de Bach (élixir floral), en cas de douleur profonde cachée.

Ail

Allium sativum L. *Liliaceae*

Hypertension
Cholestérol
Diabète
Prévention de thromboses

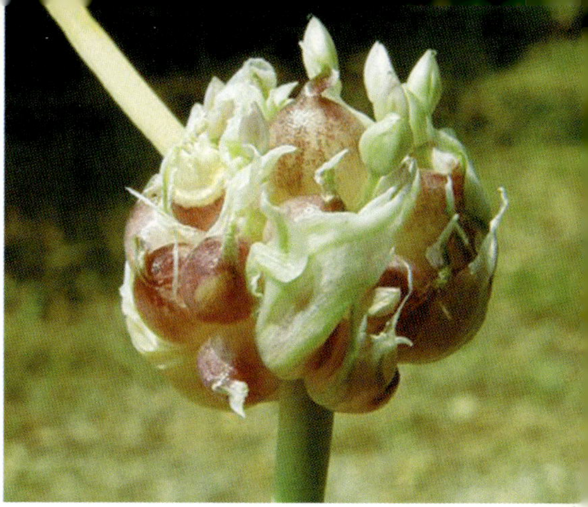

Tiges cylindriques de 30 cm ou plus ; feuilles aplaties, linéaires ; fleurs blanches ou rougeâtres à 6 pétales oblongs, étroits, concaves, droits, sortant d'une spathe ovale, réunis en ombelle arrondie ; étamines trifides. Racines fibreuses, bulbe composé de plusieurs gousses, couvertes de tuniques très minces portées sur une sorte de plateau charnu. Elles exhalent une odeur très forte, pénétrante, caractéristique, due à la présence d'une huile essentielle très riche en sulfure d'allyle.

Cultivé dans tous les jardins potagers. On récolte le bulbe en novembre, en lui conservant un peu de tige pour faire de petites bottes après dessiccation.

Bactériostatique et fongicide (sur les Candida) ; activité antivirale à l'étude ; effet antihypertenseur et hypoglycémiant, prévention des thromboses (diminution de l'agrégation plaquettaire et augmentation de l'activité fibrinolytique) ; effet antiathéromateux pouvant diminuer triglycérides et cholestérol. Action sur la fièvre aphteuse signalée, mais non étudiée scientifiquement.

Usage interne : 6 g par jour en gélules de poudre de plante sèche en cas de troubles circulatoires. En sirop : 100 g d'ail frais, 200 g d'eau et 200 g de sucre, en prendre 2 à 3 cuillerées à soupe par jour contre l'hypertension, ou 2 à 3 gélules d'extraits secs à 250 mg par jour, au moment des repas. Usage externe : le suc frais comme antiseptique. Était souvent mâché cru par les anciens après macération pendant une nuit.

Une consommation excessive peut engendrer des brûlures gastriques ; en usage local, ne l'appliquer que sur la partie à traiter (risque de nécrose).

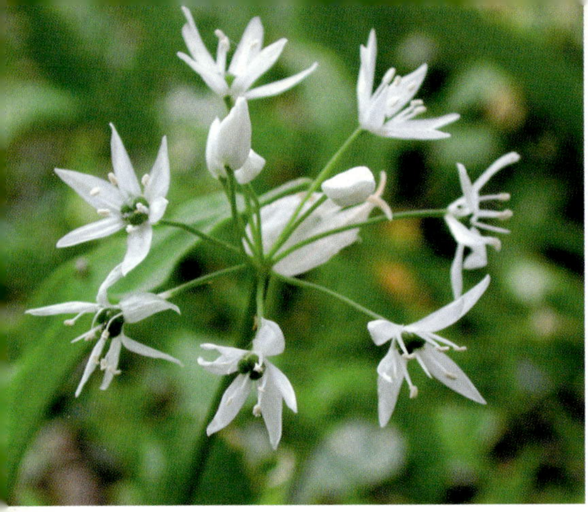

Ail des ours

Allium ursinum L. *Liliaceae*

PLANTE DES VOSGES

Troubles circulatoires
Hypertension
Diabète
Cholestérol
Prévention des thromboses
Dépuration

On récolte les feuilles ou le bulbe, en avril et mai.

Plante herbacée vivace, à bulbe, de 15 à 30 cm de hauteur. La tige est molle et courte; les feuilles largement ovales-lancéolées ressemblent à celles du muguet. Les fleurs blanches forment des ombelles terminales qui s'épanouissent d'avril à juin. Avant la floraison, les fleurs sont enfermées dans une large spathe herbacée. Croît par masses dans l'humus humide des bois très ombreux, et dégage une odeur alliacée, perceptible même à distance.

Les effets sont identiques à ceux de l'ail: hypotenseur, antiathéromateux, capable de faire diminuer triglycérides et cholestérol, antiagrégant plaquettaire, donc utile dans la prévention des thromboses, antidiabétique, antiseptique bactériostatique et fongicide sur les levures et *Candida*; action antivirale en cours d'étude.

Les feuilles fraîches sont employées en condiment; elles sont très utiles pour une cure dépurative de printemps, en salade ou sous forme de soupe. Couper des feuilles fraîches en fines lanières et ajouter en fin de cuisson à quelques pommes de terre et/ou des asperges, c'est délicieux!

Lors de la cueillette, éviter la confusion avec les feuilles de muguet qui apparaissent au même moment et ne sont pas encore en fleur! En cas d'usage immodéré, quelques irritations sont possibles.

Airelle

Vaccinium vitis idaea L. *Ericaceae*

PLANTE DES VOSGES

Cystites
Dysfonctionnements de la diurèse (feuilles)
Fermentations intestinales (baies)

Sous-arbrisseau vivace à feuilles persistantes et coriaces. Fleurs blanc rosé, à la corolle en cloche. Fruits rouges, acidulés.

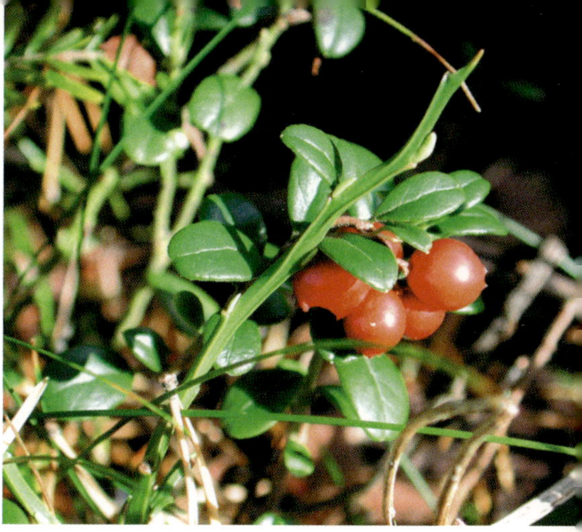

On en fait des conserves d'airelles estimées, au goût aigrelet, qui se mangent avec le gibier, ainsi que des confitures, parfois des vins par macération et enfin un distillat. Les airelles sont antifermentatives au niveau du côlon, par la présence de tanins en quantité importante et de divers acides de fruits. Les baies d'airelle se conservent très bien sans sucre ni cuisson, grâce à la présence d'acide benzoïque, un conservateur naturel. Les feuilles, quoique moins puissantes, ont les mêmes propriétés antiseptiques urinaires que la busserole (présence du même principe actif, l'arbutoside).

Les feuilles sont récoltées à l'automne et séchées à l'ombre, à température ambiante.
Les baies sont cueillies à maturité à partir de juillet, quand elles sont bien rouges.

En cas de cystite : infusion 5 à 10 min de 2 cuillerées à café de feuilles séchées coupées finement ; les baies arrivées à maturité et cuites accompagneront agréablement vos plats et vous éviteront les désagréments de fermentations intestinales.

À trop forte dose ou en cas d'usage prolongé, les feuilles peuvent provoquer des phénomènes d'intoxication. Comme la myrtille ou comme tout fruit susceptible de recueillir les déjections du renard ou d'autres animaux infectés, l'airelle peut présenter, lorsqu'elle n'est pas cuite, un risque de parasitose : l'échinococcose.

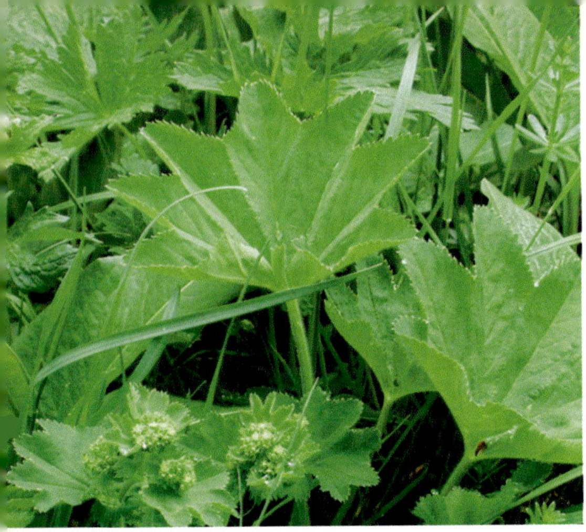

Alchémille

Alchemilla vulgaris L. *Rosaceae*

PLANTE DES **VOSGES**

Diarrhées
Troubles menstruels
Troubles du cycle féminin
Leucorrhées
Hémorragies
Plaies variqueuses

Plante vivace (20 à 40 cm de haut) ; forte racine brune, feuilles réniformes, d'un vert très clair, arrondies, bordées de 7 à 11 lobes arrondis dentés. Fleurs petites, disposées en cymes ramifiées corymbiformes, d'un jaune verdâtre, s'épanouissant de mai à août. Fruit sec contenant une graine.

La récolte peut se faire pendant tout l'été ; pour la conserver, on la cueille pendant la floraison. C'est pendant cette période (mai-septembre) que la teneur en tanins est la plus forte ; auparavant, la teneur en flavonoïdes est la plus élevée

Effet dans les règles profuses et leucorrhées (action « progesterone-like »), le traitement des ulcères et plaies variqueuses (voie externe) ; antihémorragique (métrorragies de la jeune fille) ; astringent et antidiarrhéique. Action sur la résistance capillaire.

Usage interne : pour les désordres du cycle menstruel, 1 à 2 g de plante sèche pour 1 l d'eau bouillante, laisser infuser 10 min, boire 2 à 3 tasses par jour ; en cas de diarrhée, infuser 5 à 10 g de plante sèche pour 1 l d'eau bouillante, boire 2 à 3 tasses par jour ; ou teinture mère (100 gouttes dans 1 verre d'eau trois fois par jour) ; pour des extraits fluides, 50 gouttes dans 1 verre d'eau trois fois par jour. Usage externe : en cas de gingivite, cellulite ou vergetures, faire bouillir 40 g de feuilles séchées dans 1 l d'eau, laisser infuser 10 min, appliquer trois fois par jour 1 compresse imbibée de cette décoction ; en cas de leucorrhée, préparer 1 l d'infusion par bain de siège, deux fois par jour.

Alfalfa

Medicago sativa L. *Fabaceae*

Effet oestrogénisant ou antiandrogénisant
Reminéralisant

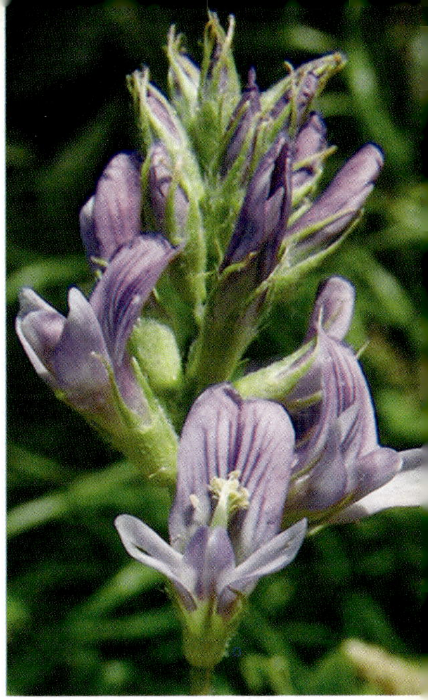

L'alfalfa, communément appelée luzerne, est plus connue comme plante fourragère que pour ses vertus médicinales. Les anciens Chinois la consommaient comme légume. Les Arabes la baptisèrent *al-facfacah,* ce qui signifie « père de toutes les nourritures », d'où le nom d'alfalfa. Les parties de la plante utilisées en médecine sont les parties aériennes.

Riche en nombreux phytoestrogènes, elle est prescrite aujourd'hui dans les déséquilibres hormonaux des adolescentes avec dysménorrhée et cycle long irrégulier, ou chez certaines femmes hyperandrogéniques ou acnéiques, en cas de ménopause avec hypoestrogénie et bouffées de chaleur nocturnes. Sa richesse en protéines (allant jusqu'à 55 %), en vitamines et minéraux lui vaut surtout d'être conseillée en cas d'anémie et comme fortifiant, pour tonifier les ongles et soigner les cheveux ternes, fourchus ou cassants. Les dernières études réalisées ont montré qu'une prise régulière prévient l'hypercholestérolémie et l'athérosclérose. Elle renferme d'importantes quantités de calcium, de magnésium et de potassium. De ce fait, elle contribue à neutraliser la tendance à l'acidification de l'organisme des rhumatisants.

Originaire d'Asie occidentale, l'alfalfa est aujourd'hui cultivée partout dans le monde, sur des sols argileux et légèrement acides. Les feuilles sont récoltées trois à six fois par an dans les luzernières.

2 à 3 gélules de poudre à 300 mg par jour ou 2 fois 50 gouttes de teinture mère par jour.

Attention : comme toutes les plantes œstrogéniques, elle est à utiliser avec précaution et modération. À long terme, elle peut se révéler toxique pour le foie.

Gynécologie ; métabolisme et nutrition

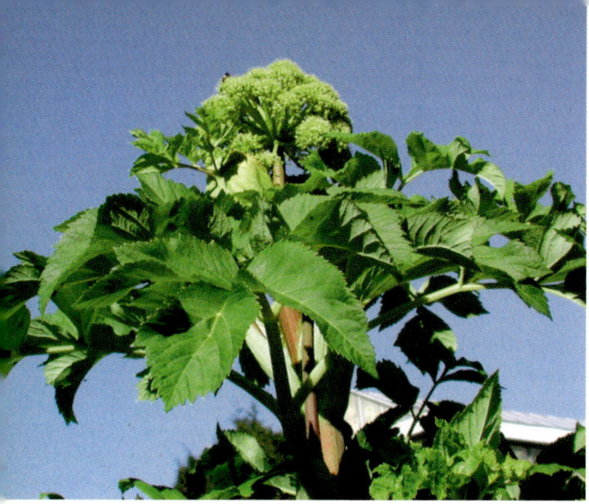

Angélique

Angelica archangelica L. *Apiaceae*

Troubles digestifs
Insuffisance laiteuse
Aérophagie
Colite
Ballonnements
Spasmes

Plante sur la liste rouge des espèces menacées en Alsace. Bisannuelle très robuste ; belle tige (plus de 2 m de haut), grosse, creuse, cylindrique, rameuse, rougeâtre. Très grandes feuilles, vertes en dessus, blanchâtres en dessous, pouvant atteindre 1 m de long. Fleurs vert jaunâtre en ombelles nombreuses (juillet-août). Fruits oblongs, délicats, à côtes primaires très marquées.

Les tiges et fruits sont récoltés en juin-juillet et les racines en septembre. Aime les lieux froids et humides

Stomachique, carminative, galactogène. Toute la plante est aromatique, mais actuellement seuls la racine et les fruits sont utilisés. La racine est sédative ; l'huile essentielle stomachique, eupeptique, carminative et antifongique. Stimule les sécrétions gastriques et pancréatiques (indiquée dans les dyspepsies). Utilisée comme stimulant, tonique digestif, antispasmodique, carminatif, dans l'atonie digestive, l'aérophagie, les ballonnements, les migraines et les vertiges. Actuellement considérée comme adaptogène (permet une bonne adaptation de l'organisme au stress, à la fatigue, à l'asthénie et à certaines infections). L'huile essentielle, par ses propriétés eupeptique et carminative, a une activité sur les maux de tête d'origine digestive.

Pour la digestion : en infusion, 5 g de fruits pour 1 tasse d'eau bouillante, laisser infuser 10 min, prendre 1 tasse après le repas midi et du soir ; en gélules de poudre de racines, 1 gélule à 325 mg matin, midi et soir, au moment des repas.

Éviter l'exposition prolongée au soleil ou aux UV pendant le traitement, car il y a risque de photodermite.

Anis vert

Pimpinella anisum L. *Apiaceae*

Ballonnements
Digestion lente
Insuffisance laiteuse

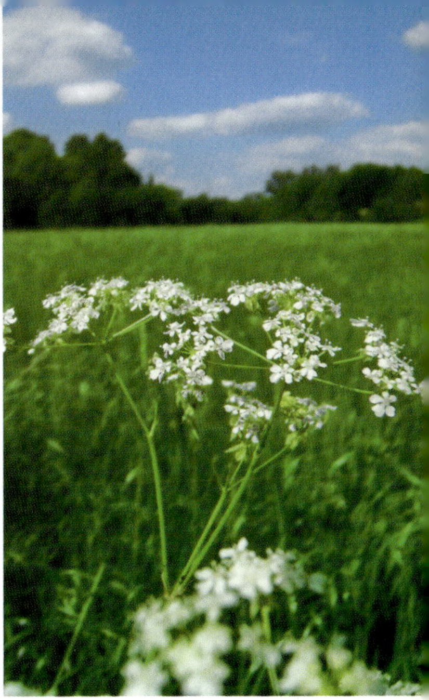

Plante annuelle originaire du Moyen Orient, spontanée en Égypte et en Grèce, elle présente des ombelles de fleurs blanches, suivies de petits fruits gris verdâtres, à saveur chaude et sucrée. Elle renferme une huile essentielle riche en anéthole favorisant l'expectoration et la fluidification en cas de toux (avec propriété antimicrobienne) et stimulant les contractions intestinales à faible dose, d'où l'effet dit carminatif sur les gaz en cas de ballonnements.

Les fruits sont récoltés en juillet-août après floraison et séchés à l'abri de la lumière.

L'anis est oestrogénique (polymères de l'anéthol) et possède donc des propriétés emménagogue (provoque ou régularise le flux menstruel) et surtout galactagogue (stimule la sécrétion lactée). Il peut aussi pallier à certains effets de la ménopause comme les bouffées de chaleur. À plus forte dose (tisane concentrée ou huile essentielle à faible dose), l'anéthole est antispasmodique et relâche les intestins.

Pour un usage apéritif, en cas de digestion lente, ballonnements, éructations, flatulences et toux grasse : 2 à 3 g de graines écrasées dans les doigts pour 25 cl d'eau bouillante, infuser 5 min à couvert ; boire 1 tasse après les principaux repas ; en tisane à la même dose pour favoriser la lactation.

L'anéthole rend la plante toxique à très forte dose ; il faut donc l'utiliser à dose usuelle et n'utiliser l'huile essentielle, soumise à prescription, que sur avis médical.

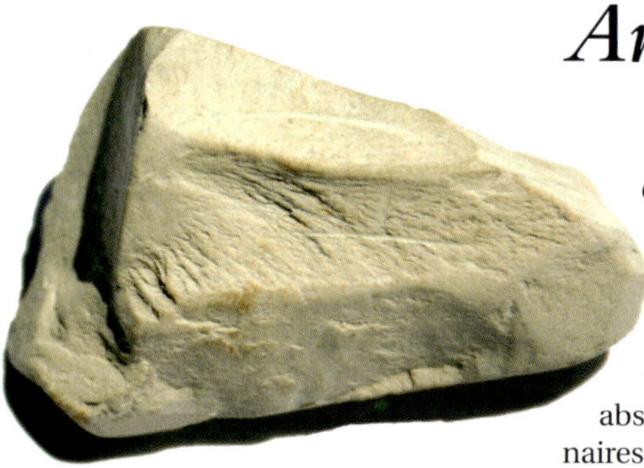

Argile

Gastroentérite
Inflammation cutanée

L'argile (blanche) en sachets est stérilisée pour la pharmacie. La verte illite est particulièrement absorbante. Utilisation depuis des millénaires, réactualisée par Kneipp et Gandhi.

Si l'argile n'est pas une plante – mais une poudre de roches sédimentaires meubles issue de la décomposition de feldspaths, minéraux et oligoéléments qui les colorent –, il nous semble important de citer cette substance qui rend bien des services !

L'argile, absorbante (1 g de smectite couvre 100 m^2), fixe les éléments indésirables, toxiques (effet adsorbant), est antiseptique, anti-inflammatoire et reminéralisante. L'argile arrête l'inflammation, absorbe les matières morbides, le pus, et purifie ainsi abcès et ulcérations.

L'argile en sachets, en cas de gastroentérite, tapisse la muqueuse gastro-intestinale ; elle la protège, cicatrise, régularise le transit, adsorbe les toxines et les gaz, favorise la bonne flore intestinale en détruisant les germes pathogènes. À prendre à distance de médicaments, car l'absorption de ces derniers serait modifiée. Eau d'argile : mélanger 1/2 à 1 cuillerée à café d'argile blanche ou verte dans 250 ml d'eau, laisser macérer une nuit et boire le surnageant le matin à jeun (ou 3 gélules d'argile par jour entre les repas). Utiliser un verre simple et une cuiller en plastique, car l'argile raye le verre. Usage externe (rhumatismes, problèmes de peau, inflammations, tonification d'un organe) : appliquer un cataplasme fait d'un mélange d'argile et d'eau minérale (en volume nécessaire pour obtenir une consistance de pâte) pendant 1 à 2 h.

Argousier

Hippophae rhamnoïdes L. *Elaeagnaceae*

Fatigue
Convalescence
Changement de saison

PLANTE DES VOSGES

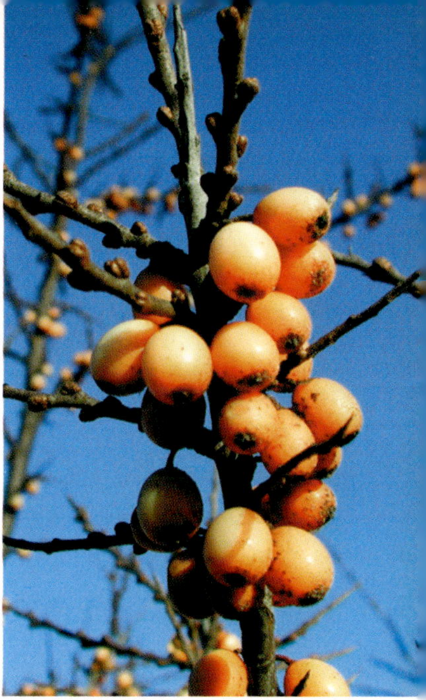

L'argousier est un arbuste épineux à feuilles de saule, et à petites baies orangées. Cette plante pionnière, qui apporte lumière et chaleur, forme l'humus nécessaire à la vie d'espèces végétales qui finiront par l'éliminer quand il n'aura plus assez de chaleur et de lumière naturelles. L'argousier est une plante adaptogène.

C'est le fruit européen le plus riche en vitamine C et en flavonoïdes (vitamine C2 favorisant l'assimilation de la vitamine C1). Il contient de plus toutes les autres vitamines connues (sauf la vitamine D) et de nombreux oligoéléments. L'apport en vitamines, oligoéléments et flavonoïdes est un précieux atout pour ceux qui peuvent récolter cette plante. L'argousier est indiqué dans les états grippaux, en cas de fatigue, de baisse des défenses, de convalescence, de manque de vitamine C.

C'est son jus qui sera consommé, à raison de 1 à 4 cuillerées à café par jour dans 1 verre d'eau, selon l'âge et l'état de fatigue ; en cure de 2 à 3 semaines.

Les baies sont récoltées à pleine maturité d'août à décembre ou même blettes. En Alsace, la plante ne pousse à l'état sauvage qu'en plaine et s'éloigne rarement du Rhin (maximum 6 km).

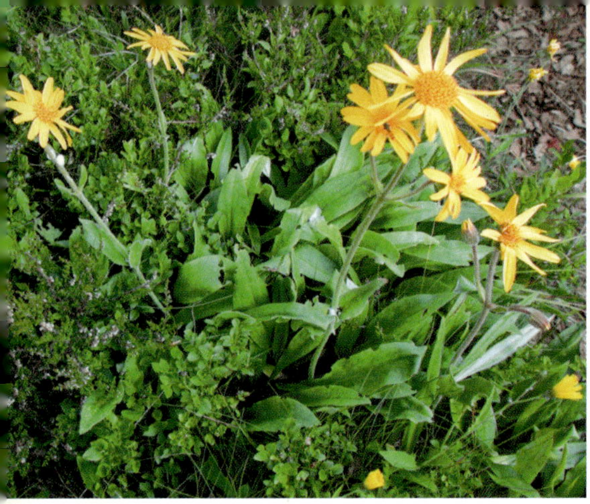

Arnica

Arnica montana L. *Asteraceae*

PLANTE DES VOSGES

Douleurs musculaires et musculo-articulaires
Troubles circulatoires
Hématomes
Œdèmes
Entorses
Avant et après l'effort

Très commune dans les Hautes-Vosges, à partir de 700 ou 800 m, surtout sur les versants méridionaux et occidentaux, cette plante protégée ne peut pas être cueillie par des particuliers. La récolte, soumise à des contraintes drastiques, se fait en juillet (fleurs) et en septembre (racines).

Vivace, 20 à 30 cm, rhizome traçant, tige cylindrique dressée de 1 ou 2 rameaux à l'aisselle de feuilles sessiles, ovales, entières, nervées, en rosette basale ; fleurs jaune orangé, terminales de 5 à 8 cm de large ; les fruits sont des akènes à aigrette de poils. Les fleurs sèches, d'odeur agréable, de saveur amère, noircissent et sentent le tabac en milieu humide.

Anti-inflammatoire en cas d'ecchymose, pour cicatriser les blessures, contusions, ulcères de jambe ; antibactérienne et fongicide.

En interne : Arnica en 5, 7 ou 9 CH (homéopathie), 3 granules toutes les 30 min, à espacer selon amélioration. En externe : si blessures fermées, hématome, entorse, contusion, œdème, fracture, douleur musculaire, articulaire : gel à l'arnica ou infuser 10 min 4 cuillerées à café de fleurs dans 100 ml d'eau, appliquer des compresses d'infusion refroidie plusieurs fois par jour. L'huile de massage à l'arnica est utile pour la préparation et la récupération musculaire : masser les muscles concernés avant et après l'effort, appliquer le gel à l'arnica, plus concentré en cas de douleur.

Jamais près des yeux, de la bouche, ni sur plaie ouverte (risque d'œdème, vésicule, eczéma) ; cardiotoxicité possible à forte dose. Si contact involontaire, ou premiers signes d'irritation, laver abondamment avec de l'eau. Faire un essai avant application. Mais que cela ne vous détourne pas de cette merveilleuse plante !

Artichaut

Cynara scolymus L. *Asteraceae*

Troubles hépatobiliaires
Troubles digestifs
Constipation
Cholestérol

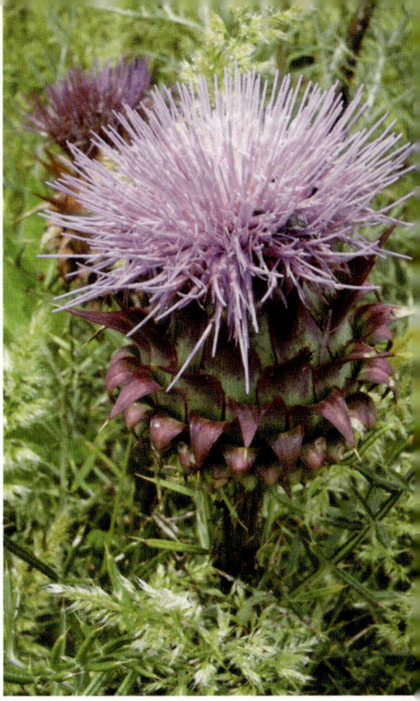

Variété horticole ancienne, non épineuse, du cardon sauvage des régions méditerranéennes. Plante de forte taille, aux grandes feuilles très découpées. Les fleurs sont bleues ou violacées, en tubes d'égale longueur, réunies en gros capitules.

Cholérétique (augmente la sécrétion de la bile par le foie), cholagogue (excrétion de la bile dans l'intestin, d'où son effet sur la constipation), protecteur des cellules hépatiques (études scientifiques en cours).

La récolte des feuilles a lieu en juillet. Pousse de préférence dans des zones chaudes.

Troubles du foie, des reins, excès de cholestérol, dyspepsie (active les mouvements péristaltiques de l'intestin favorisant l'évacuation des matières fécales) : 30 à 40 g de feuilles séchées pour 1 l d'eau, infuser 10 min ; 3 tasses par jour avant les repas. Gélules dosées à 300 mg de poudre de plante : 2 gélules pendant ou avant chaque repas.

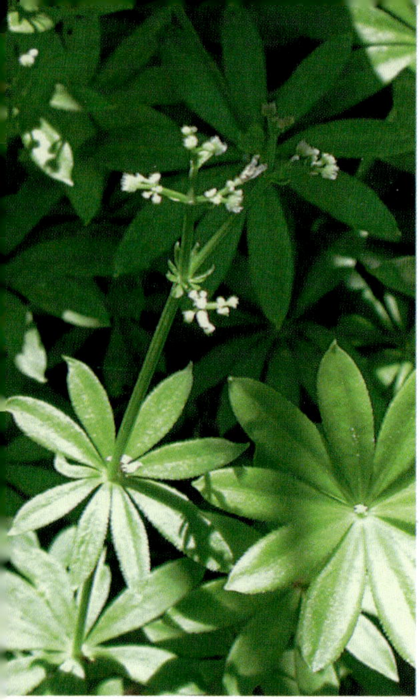

Aspérule

Galium odoratum (L.) Scop. *Rubiaceae*

PLANTE DES
VOSGES

Troubles digestifs
Spasmes
Nervosité
Émotivité
Insomnie
Varices

Plante vivace aux racines profondes, ligneuses, rouge brunâtre. Tiges menues, dressées, simples, noueuses, glabres. Fleurs petites, blanches, pédonculées, terminales (avril-mai). Feuilles verticillées, ovales, lisses, formant à chaque nœud 7 à 8 verticilles. Le fruit est un akène couvert de poils raides et crochus. À l'état frais, l'aspérule ne dégage aucune odeur. Après la cueillette et sèche, elle répand un parfum très agréable. Les chevaux, les vaches, les moutons et les chèvres en sont friands.

De la première quinzaine d'avril à début mai, l'aspérule odorante est récoltée avant sa floraison. Les brins doivent avoir une longueur de 10 à 12 cm. Après triage et nettoyage, ils sont mis à sécher en bouquet, tiges vers le haut, à l'abri de la lumière, dans un local aéré.

Action dépurative, antispasmodique et calmante. Comme pour le mélilot, la présence de coumarines lui confère une activité anticoagulante dans les troubles circulatoires d'origine veineuse, et régularise la fonction lymphatique, d'où sa prescription par les phytothérapeutes en cas de varices et de thrombophlébites. L'aspérule est parfois mélangée au tabac pour son odeur agréable ; c'est cette odeur de coumarine qui a fait le succès du tabac Amsterdamer.

En infusion : 1 cuillerée à soupe pour 25 cl d'eau bouillante, laisser infuser 10 min, boire 2 à 3 tasses chaudes par jour en cas de nervosité, d'émotivité, de spasmes ou de troubles digestifs. Boire 1 tasse 30 min avant le coucher en cas d'insomnie.

Digestion et transit ;
nervosité, stress et insomnie ;
circulation sanguine

Aubépine

Crataegus sp. Rosaceae

Nervosité
Spasmes
Problèmes cardiaques

PLANTE DES VOSGES

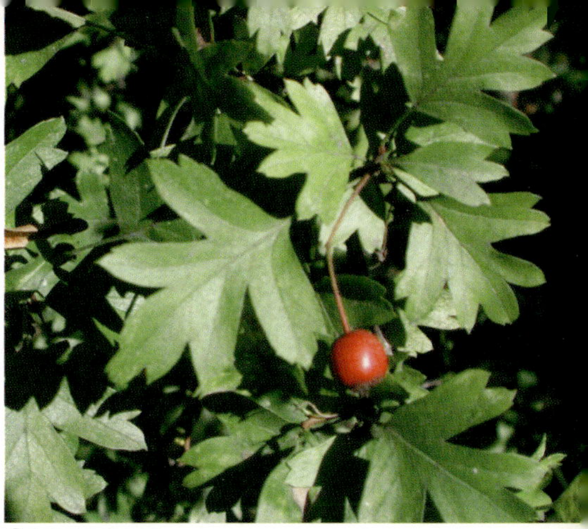
Crataegus monogyna

Arbrisseau composé de nombreux rameaux épineux; feuilles glabres, luisantes, profondément lobées (*Crataegus monogyna* Jacq., dont la baie comporte un noyau) ou à limbe découpé en 3 à 5 lobes peu profonds (*Crataegus oxyacantha* L., avec baies à 2 ou 3 noyaux). Fleurs blanches ou roses disposées en corymbes, d'odeur très agréable. Petits fruits ovoïdes, rouges à l'automne, couronnés et partiellement recouverts par le calice, contenant deux graines.

Cueillette en début de floraison, avant épanouissement complet en avril, car les fleurs continuent de s'ouvrir après récolte. Cueillies une à une ou par grappes, avec les feuilles, puis mises à sécher à l'ombre dans un local bien aéré, les fleurs sont fragiles, à manier avec précaution, sans tasser.

C'est la plante du cœur: régulateur du rythme cardiaque, palpitations, anxiété, nervosité, insomnie. Les fleurs améliorent la circulation coronarienne, la vascularisation et la nutrition du myocarde; elles agissent sur les troubles du rythme (tachycardie paroxystique, extrasystoles), mais l'action la plus intense a été notée avec les macérations de jeunes pousses, justifiant ainsi l'usage de très jeunes feuilles.

Infusion: 1 à 2 cuillerées à café de sommités fleuries séchées pour 1 tasse d'eau bouillante, laisser infuser 10 min et boire 2 ou 3 tasses par jour, 3 semaines par mois. En cas de troubles cardiaques légers, de troubles mineurs du sommeil, prendre une gélule à 270 mg avant chaque repas.

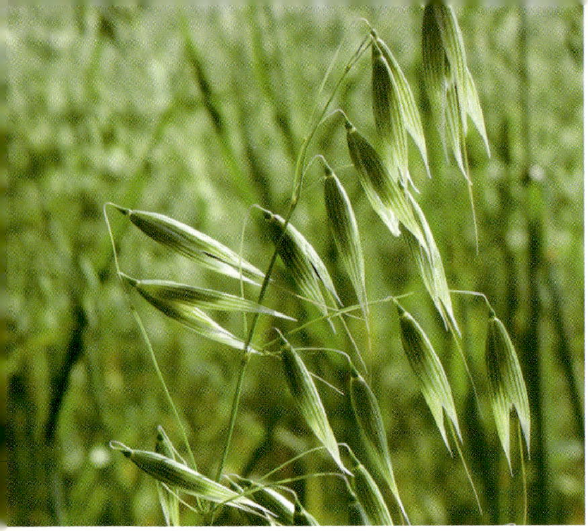

Avoine

Avena sativa L. *Poaceae*

PLANTE DES VOSGES

Nervosité
Prurit
Anxiété
Énervements
Agitations
Démangeaisons (localement)

Plante annuelle à tige droite, ferme, creuse, noueuse, 60 cm à 1 m de haut ; feuilles longues, planes, rudes au toucher, engainantes. Fleurs composées d'épillets pendants. Le fruit est un caryopse long, farineux, pointu aux deux extrémités.

Les graines et les parties aériennes sont récoltées juste avant la floraison, en août.

Effet anti-inflammatoire dans les affections de la peau. D'autres propriétés sont utilisées par la médecine traditionnelle – comme reconstituant en cas de fatigue, d'asthénie, de troubles de l'appétit ou encore pour traiter les états nerveux légers, l'insomnie, la lithiase urinaire (calculs), les rhumatismes et la goutte – mais n'ont pas été prouvées scientifiquement.

Usage interne : en cas d'états nerveux légers, d'insomnie, de rhumatismes ou de goutte, 3 g de plante pour 25 cl d'eau bouillante, laisser infuser 10 min environ, boire 3 à 4 tasses par jour, 1 tasse avant le coucher en cas d'insomnie. 1 gélule de 300 mg au moment des trois repas aide à lutter contre des états de stress et d'agitation. Usage externe : en cas de démangeaisons, appliquer des compresses imprégnées d'une décoction préparée avec 20 g de plante sèche pour 1 l d'eau, faire bouillir 3 min, puis laisser macérer 10 à 20 min et filtrer. Des bains peuvent être pris en mélangeant 1 l de cette décoction dans l'eau du bain.

Badiane

Illicium verum Hooker, *Illiciaceae*

Ballonnements
Troubles digestifs
Flatulences
Manque d'appétit

Le fruit est un follicule ligneux à huit lobes, une graine brillante par lobe. Il est récolté en septembre en Europe et à maturité en été en Chine.

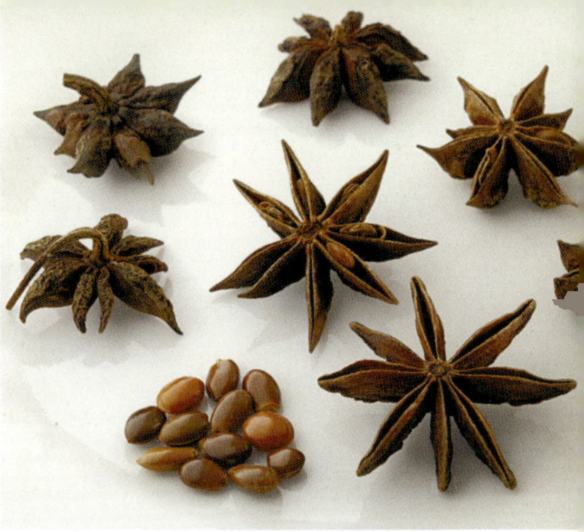

La badiane de Chine ou anis étoilé – produite au Vietnam, Cambodge, Laos, Japon et aux Philippines – est le fruit d'un arbre tropical à feuilles persistantes de Chine méridionale.

Propriétés stomachique, carminative. L'huile essentielle de badiane (près de 90 % d'anéthol), se distingue de celle d'anis par sa teneur en fenchone et son absence d'isomère de type pseudo-isoeugenol. En Europe, la badiane est utilisée pour la fabrication du pastis et de l'oseltamivir (Tamiflu).

En infusion, contre les ballonnements, les gaz : boire 1 tasse (infusion de 6 à 8 étoiles pendant 15 à 20 min) 10 à 15 min après chacun des principaux repas. En gélules de poudre ou de nébulisat : 300 mg, deux à trois fois par jour. La durée du traitement est variable selon les troubles à traiter, il est généralement poursuivi jusqu'à disparition des symptômes ou nette amélioration, sans dépasser 10 à 15 jours en moyenne. Alternance cure-pause, une semaine sur deux par exemple.

Risque de confusion (si circuit non sécurisé) avec la badiane du Japon, toxique et dont l'utilisation est interdite en France. La badiane ne sera utilisée qu'à dose limitée et en cure courte, son huile essentielle (l'anéthol) devenant à forte dose toxique nerveux et pouvant provoquer des convulsions.

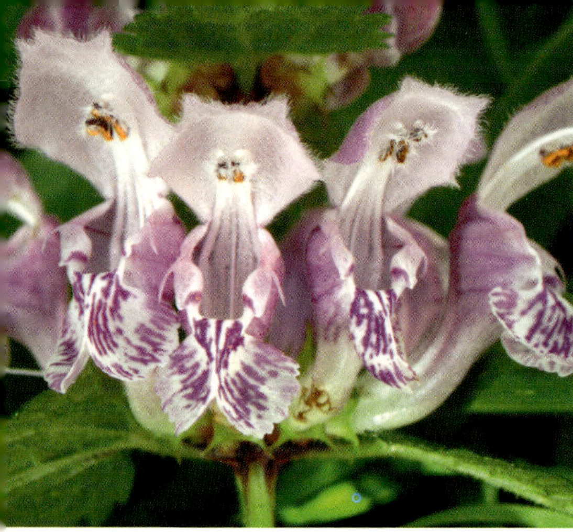

Ballote

Ballota nigra L. *Lamiaceae*

PLANTE DES VOSGES

Anxiété
Insomnie
Nervosité
Angoisse
Déprime
Endormissement difficile

La récolte des sommités fleuries a lieu en juin-juillet.

Plante herbacée des friches vivaces d'Europe méridionale, aux fleurs pourpres, odorante, très commune en France, en Europe et en Afrique du Nord. La tige est anguleuse, toute la plante est recouverte de poils et imprégnée d'une huile essentielle dont l'odeur n'est pas très agréable. Le fruit de la ballote noire est un tétrakène. Pousse surtout dans les jardins, les décharges et les décombres aux sols particulièrement riches en azote. Il existe une sous-espèce, *Ballota nigra* L. *ssp foetida* Hayek dont l'odeur est très intense et que l'on sent en approchant de la plante, alors qu'elle n'est perceptible qu'après froissement des feuilles pour la ballote noire.

Les fleurs renferment divers composants aux propriétés neurosédative et antioxydante.

En cas d'insomnie nerveuse (chez l'adulte et l'enfant), de réveil nocturne, d'anxiété, d'irritabilité, dans les troubles nerveux de la ménopause ; en cas de toux spasmodiques, de crampes gastro-intestinales, et dans certaines formes de bourdonnements d'oreille : en infusion de 10 min (15 à 30 g par litre et par jour), en teinture mère (30 gouttes trois fois par jour), en gélules d'extrait sec poudre totale (1 à 2 g par jour).

La plante contient des labdanes furaniques, toxiques pour le foie, incitant à la prudence.

Bambou

Bambusa arundinacea (Retz.) Willd. *Poaceae*

Rhumatismes
Ostéoporose
Douleurs dorsales
Souplesse articulaire
Déminéralisation
Fractures
Phanères

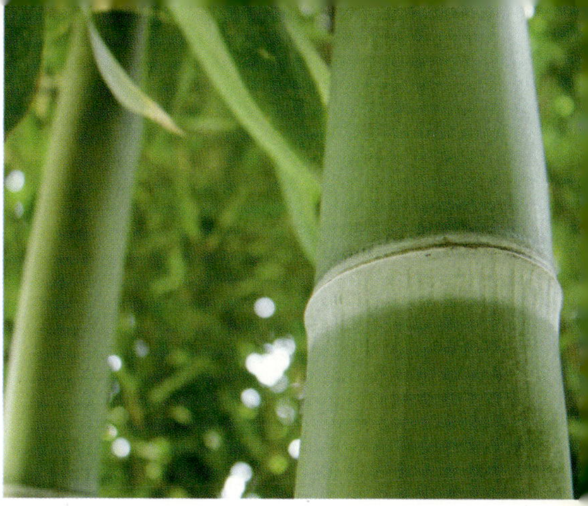

On utilise l'exsudat récolté toute l'année sur les nœuds des tiges, appelé aussi bamboosil ou tabashir. Cet exsudat est très riche en matières minérales avec une importante teneur en silice.

L'exsudat de bambou possède essentiellement des propriétés reminéralisante, et stimulante de la synthèse du collagène (qui aurait pour effet d'augmenter la résistance du tissu conjonctif), permettant de prévenir ou diminuer les processus dégénératifs articulaires.

Utilisé traditionnellement en gélules de poudre totale (1 à 2 g par jour, en trois prises) dans la sphère ostéoarticulaire, en cas de retard de croissance, de consolidation de fractures, d'arthrose, d'ostéoporose, de cheveux ou ongles fragiles et cassants.

A été utilisé comme objet de torture (piqûres des pointes de bambou) !

Roseau à croissance rapide (plus de 20 cm par jour) et à haute tige creuse, très répandu en Inde. Pousse dans toutes les régions tropicales ou subtropicales humides, plus particulièrement en Asie où l'on trouve quelque cent vingt espèces.

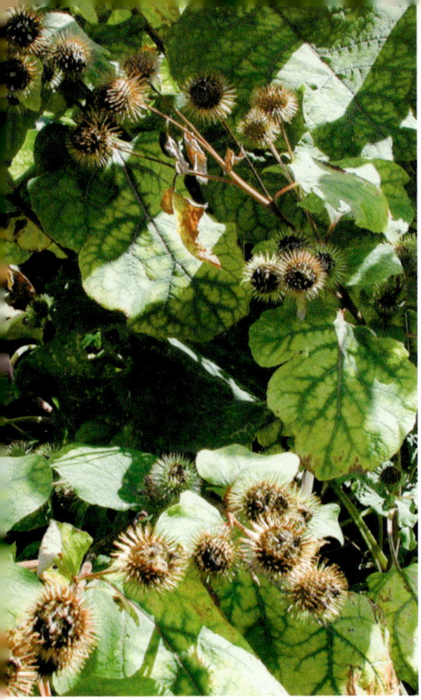

Arctium minus

Bardanes

Arctium lappa L. et *Arctium minus* Hill Bernh. *Asteraceae*

PLANTE DES VOSGES

Acné
Insuffisance hépatique
Eczéma
Dermatoses diverses
Diabète
Dépuration
Insuffisance hépatique.

La racine est récoltée en avril avant la floraison.

Plante bisannuelles dont les bractées de l'involucre sont terminées par une pointe crochue, s'accrochant aux habits. Les plus courantes dans les Vosges sont les petites bardanes. Espèce nitrophile, elle est fréquente au bord des routes, dans les villages, les décombres, près des fermes de montagne. La grande bardane est plus spectaculaire, sa taille peut atteindre 2 m et ses capitules ou « fleurs » atteignent 4 cm. Sert de pin's végétal pour les enfants : les fruits crochus s'accrochent facilement aux habits.

Plante dépurative, cholérétique, cholagogue, antibactérienne, laxative… justifiant son emploi dans certaines maladies de la nutrition ; elle serait aussi hypoglycémiante (dans le diabète) ; employée dans les dermatoses, les furonculoses, l'acné. La feuille de grande bardane (jeune) a une activité antibactérienne et antifongique expliquant l'action indirectement antidouleur.

Plante très connue (la grande bardane en pharmacie, mais la petite est utilisable également) comme dépurative, contre l'acné, soit en gélules (1 gélule à 270 mg avant chaque repas, les doses peuvent être doublées si besoin), soit en décoction ou en extrait fluide de la racine (1 cuillerée à café d'extrait fluide par jour dans 1 verre d'eau).

Bleuet

Centaurea cyanus L. *Asteraceae*

Fatigue oculaire
Antiseptique oculaire doux
appelé « casse-lunettes »

PLANTE DES VOSGES

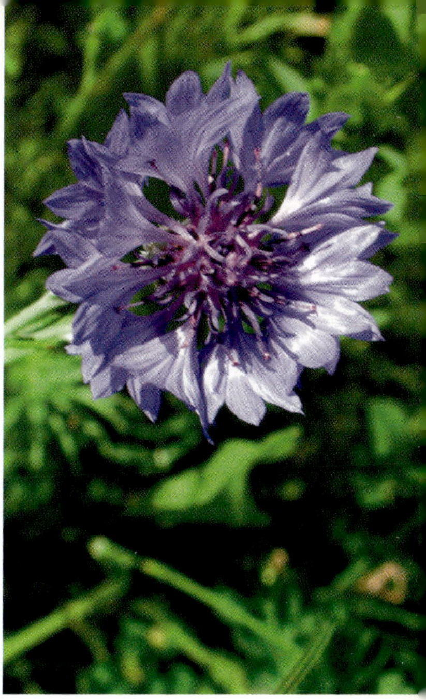

La récolte des fleurs se fait à partir de mai.

La plante est répandue dans les moissons traditionnelles jusqu'à 800 m d'altitude ou en culture ornementale dans les jardins. Plante annuelle assez grande à tiges érigées, grises, cotonneuses, à feuilles lancéolées entières ou légèrement dentées, plutôt pennatilobées pour les feuilles inférieures, avec un revers cotonneux. Les capitules solitaires, bleu violet ou bleu foncé, sont rarement blancs ou pourpres ; fleurons périphériques étalés, beaucoup plus longs que ceux du centre. Atteint 30 cm à 1 m.

Plante légèrement astringente et anti-inflammatoire, agissant sur les irritations oculaires.

En collyre : 25 g de fleurs pour 10 cl d'eau bouillante, laisser infuser 20 min puis appliquer tiède en compresses sur les yeux pendant 20 à 30 min. La formule de collyre astringent du Dr Fort est la suivante : 25 g de fleurs de bleuet, 25 g de feuilles de plantain, 50 g d'euphraise pour 100 g, laisser infuser 10 min 1 cuillerée à soupe du mélange puis appliquer de la même manière.

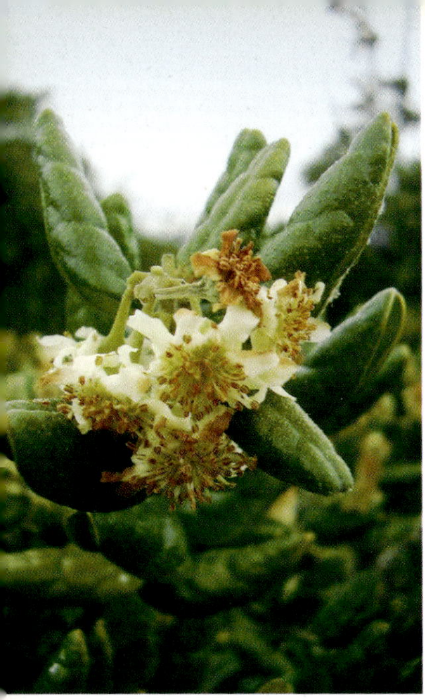

Boldo

Peumus boldus L. *Monimiaceae*

Insuffisance hépatique
Problèmes digestifs
Digestion difficile
Gastrite
Protection hépatique
Calculs biliaires
Constipation d'origine hépatique

Arbrisseau buissonnant de 5 à 6 m, toujours vert, à l'écorce claire. Feuilles épaisses, rigides, cassantes, très aromatiques (rappelant l'odeur de la menthe), de couleur gris-vert et d'aspect chagriné, aux nervures très saillantes; petites, elliptiques de forme ovale, enroulées vers la face inférieure, au pétiole très court. Fleurs jaune pâle; les fruits sont des petites drupes noirâtres.

Pousse sur les collines sèches et ensoleillées des régions côtières du Chili; acclimaté (à la fin du XIXe siècle) dans les zones arides du bassin méditerranéen (Italie et Afrique du Nord). La cueillette des feuilles a lieu au moment de la floraison, de mai à juillet.

Les feuilles, cholagogues et cholérétiques, entrent dans la composition de tisanes favorisant la digestion. Riches en huiles essentielles, elles contiennent aussi des flavonoïdes et des alcaloïdes. Employées en phytothérapie pour soutenir la vésicule biliaire et calmer les maux d'estomac.

En cas d'insuffisance biliaire, de dyspepsie (gaz), pour stimuler la sécrétion gastrique, en prévention de la lithiase biliaire (calculs), ou avant un repas copieux: infusion de 1 à 2 g de feuilles séchées par tasse, à infuser 10 min, 3 tasses par jour; ou en gélules de poudre, 1 g par jour, ou encore 200 mg de nébulisat par jour. L'extrait fluide aurait un effet hépatoprotecteur.

Bouillon-blanc

Verbascum thapsus L. *Scrophulariaceae*

PLANTE DES VOSGES

Toux
Bronchite
Trachéite
Maux de gorge
Irritations respiratoires et digestives
Rhumatismes

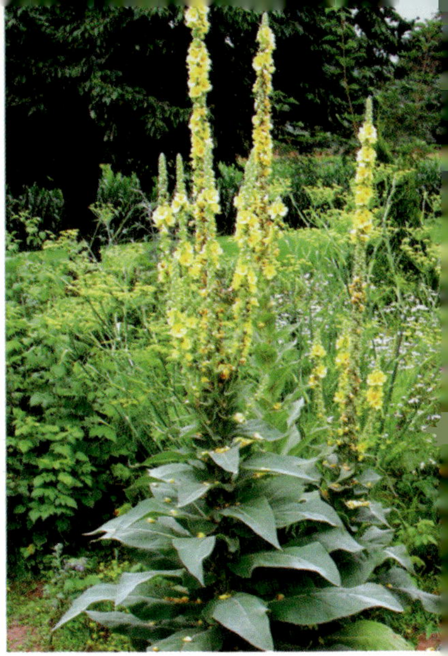

Plante herbacée bisannuelle, couverte de poils jaunâtres, à tige raide de 50 cm à 2 m, droite, cylindrique, garnie de fleurs jaunes serrées dans sa moitié supérieure. La partie inférieure est occupée par de grandes feuilles alternes blanchâtres très velues, épaisses, se prolongeant le long de la tige. La tige servait de torche à l'automne.

Plante émolliente, adoucissante en cas d'irritations respiratoires (affections trachéobronchiques), digestives, en traitements locaux (gargarismes par exemple). Action expectorante, un peu sédative. En traitement d'appoint dans les bronchites, les toux d'irritation nocturnes, les toux grasses nécessitant une expectoration. Employée aussi pour ses vertus diurétique et antirhumatismale.

Usage interne : laryngite, trachéite, bronchite, diarrhée, gastrite, entérite, colite, prendre 3 tasses d'infusion par jour (1,5 à 2 g de fleurs séchées par tasse d'eau bouillante, laisser infuser 10 à 15 min, bien filtrer pour éliminer les poils irritants des fleurs) ; ou gélules à 300 mg, 1 gélule avant les repas. Usage externe : plaies, ulcères de la jambe, irritations cutanées, appliquer deux fois par jour des compresses de décoction (faire macérer 3 cuillerées à café de plante 30 min dans 30 cl d'eau froide, porter à ébullition doucement et filtrer, laisser refroidir). Délicieux sirop de fleurs adoucissant les maux de gorge et les toux d'irritation ou trachéites : bien laver 100 g de fleurs, ajouter 170 g de sucre, couvrir d'eau, cuire pendant 10 min environ ; filtrer et remplir des bouteilles chaudes ; fermer hermétiquement.

Récolte des fleurs tout l'été, dès leur éclosion. Les corolles se détachent facilement, et sont cueillies et séchées délicatement, puis conservées à l'abri de l'humidité et de la lumière, pour éviter tout noircissement. Les feuilles et les racines sont récoltées en septembre.

Respiration et ORL ; digestion et transit ; rhumatologie et douleurs

Bouleau

Betula pendula Roth ou *pubescens* Ehrh.
Betulaceae

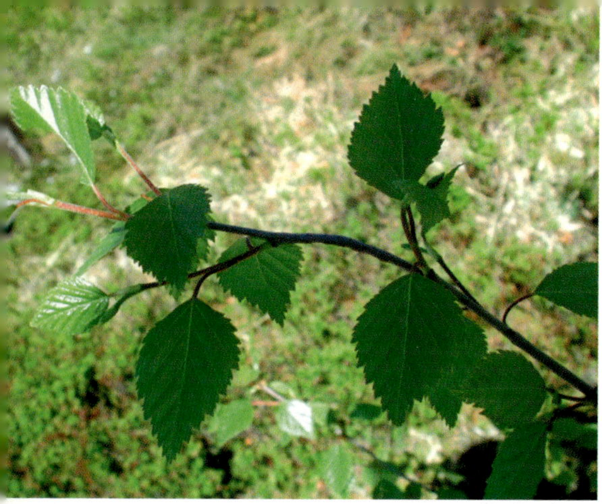

Betula pubescens

Rhumatismes
Dépuration
Goutte
Œdèmes
Lithiase urinaire (calculs)
Déminéralisation

PLANTE DES VOSGES

Les feuilles et la sève sont récoltées en mai, et l'écorce toute l'année.

Les spécialistes distinguent *Betula pendula* Roth, dont les jeunes rameaux sont couverts de verrucosités résineuses (glandes à résine) et les tiges pendantes, minces, glabres ; et *Betula pubescens* Ehrh., dont les jeunes pousses sont finement duveteuses, rarement pendantes, sans glandes résineuses, et qui remplace généralement le premier dans les sols mal drainés.

La feuille est un diurétique puissant, considéré comme un draineur en cas de maladies bactériennes et inflammatoires des voies urinaires (pyélonéphrites, cystites, urétrites), comme dépuratif dans les cures de printemps, dans les maladies rhumatismales et goutteuses ou contre la chute des cheveux par excès de sébum.

Infusion de 10 min des feuilles ou des jeunes feuilles (30 g par litre, boire 1 l par jour), décoction de 5 min puis infusion de 20 min de l'écorce (30 g par litre), comme diurétique et dépuratif ; ou 2 gélules de 300 mg le matin et à midi au moment du repas.

Bourrache

Borago officinalis L. *Boraginaceae*

Antivieillissement cutané
Affections ORL
Rhumes
Trachéites

PLANTE DES VOSGES

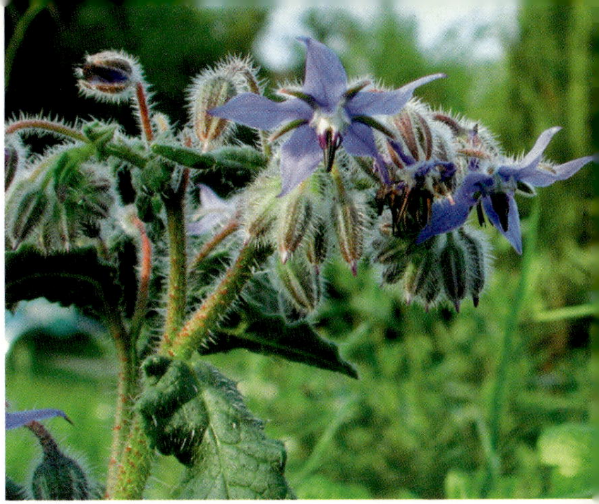

Herbacée annuelle, tige droite de 30 à 70 cm, cylindrique, creuse, couverte de poils rudes courts. Grandes feuilles radicales couchées au sol, pétiolées, ovales. Fleurs pédonculées de couleur purpurine, passant au bleu foncé, bleu lumineux ou blanc ; penchées, disposées en panicule terminal.

Les fleurs présentes de mai à juillet sont récoltées en début de floraison, dès mai.

Fleurs anti-inflammatoires ; tige et feuilles diurétiques, sudorifiques. Dans les rhumes, trachéites, bronchites, pneumonies, pleurésies, grippes, fièvres éruptives. Bon effet assouplissant et antivieillissement cutané de l'huile (issue de la graine) sur la peau, en interne et externe. La plante jeune est émolliente ; en fleurs, elle est apéritive, dépurative et sudorifique ; quand les fruits sont mûrs, elle est diurétique.

Effet diurétique en combinaison avec d'autres plantes : infuser 10 min 1 cuillerée à soupe du mélange : fleurs de bourrache, genêt et sureau (20 g de chaque), feuilles (50 g) et écorce (20 g) de bouleau, barbes de maïs (20 g) ; boire 3 tasses par jour. Sécheresse, perte d'élasticité, vieillissement cutané : prendre 1 à 2 capsules (évite l'oxydation) d'huile avant un repas. Quelques fleurs égayeront une salade (elles ont un goût d'huître ou de concombre) !

L'usage prolongé des tiges feuillées (alcaloïdes pyrrolizidiniques) est déconseillé. Les fleurs (pyrrolizidine saturée, théoriquement non génératrice de pyrroles) et l'huile peuvent officiellement être utilisées.

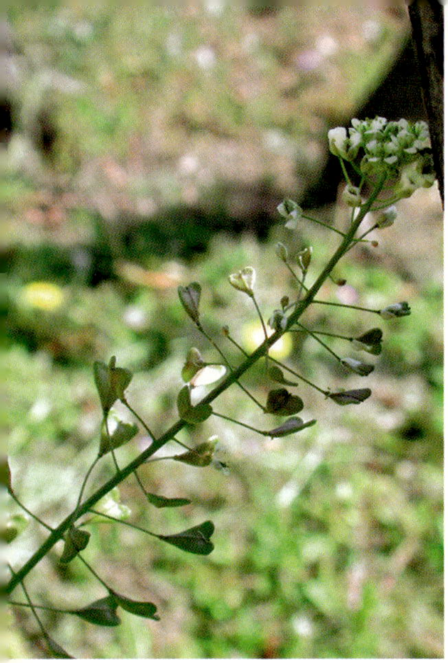

Bourse-à-pasteur

Capsella bursa-pastoris (L.) Medik. *Brassicaceae*

THémostatique
Anticoagulante
Cicatrisante
Tonique utérin
Varices
Hémorroïdes
Diarrhées

PLANTE DES VOSGES

Herbacée annuelle ou bisannuelle de 30 à 80 cm, rosette de feuilles basales. Petites fleurs blanches groupées en corymbe terminal, longs pédicelles, présentes toute l'année. Les fruits, des silicules triangulaires, sont en forme de cœur. En un an, elle produit 64 000 graines par plant !

La partie aérienne est récoltée toute l'année, ce qui est un grand avantage !

Hémostatique, tonique utérin, dans les hémorragies, varices, hémorroïdes. Effets dus à la présence de choline, d'histamine et d'alcaloïdes ; la vitamine P explique l'efficacité en cas d'œdème. La plante renferme une huile essentielle qui explique son effet hémostatique, posée fraîche sur la nuque.

Métrorragie, règles douloureuses, hémorroïdes : 3 tasses d'infusion par jour (5 g de plante séchée pour 1 tasse d'eau bouillante, infuser 10 à 15 min) ou teinture mère (50 gouttes trois fois par jour dans 1 verre d'eau). Fièvre intermittente : aux premiers symptômes (frissons, lassitude), piler la bourse-à-pasteur fraîche, mélanger avec des feuilles de plantain dans 1 cuillerée de vinaigre et 1 grosse poignée de sel ; appliquer sur les poignets entre deux compresses de gaze 24 h. Saignement de nez : imbiber un tampon de décoction ou suc de plante et appliquer dans le nez. Plaies externes : laver avec une décoction, puis appliquer en compresses.

Hémostatique, elle sera évitée dans les antécédents de phlébite, thrombose, ou en cas de grossesse.

Bruyère commune

en réalité callune

Calluna vulgaris (L.) Hull *Ericaceae*

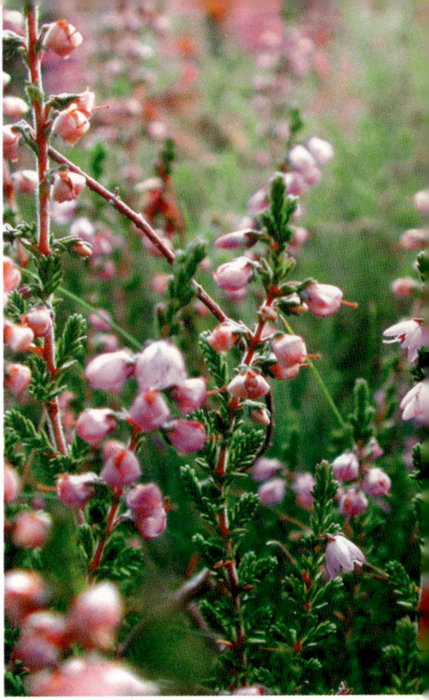

Infections urinaires
Diurétique
Cystite
Rétention d'eau
Prostate

PLANTE DES VOSGES

La callune ou fausse bruyère est *Calluna vulgaris* (L.) Hull ; la bruyère *Erica tetralix* L., introduite çà et là pendant la Première Guerre mondiale, a disparu dans les Vosges. La callune est un sous-arbrisseau tortueux diffus, dont les fleurs à corolle campanulée sont formées de quatre sépales pétaloïdes rose pourpre ou violacé. Forme de très beaux bouquets secs.

Les sommités fleuries se récoltent d'août à septembre.

Voisine de la busserole, *Arctostaphylos uva ursi* (L.) Spreng., autre *Ericacea* quasi disparue aujourd'hui dans les Vosges, elle a les mêmes indications : astringente, diurétique, antiseptique urinaire lors d'inflammations aigües ou chroniques. Les tanins et l'arbutoside en quantité plus faibles que pour la busserole permettent un usage courant, sans risque d'irritation aux doses usuelles.

Comme antiseptique urinaire : 1 cuillerée à soupe de fleurs pour 1 tasse d'eau bouillante, ou 50 g de plante séchée pour 1 l, laisser infuser 15 min ; 3 à 4 tasses par jour. En teinture mère : 40 gouttes dans 20 cl d'eau quatre fois par jour.

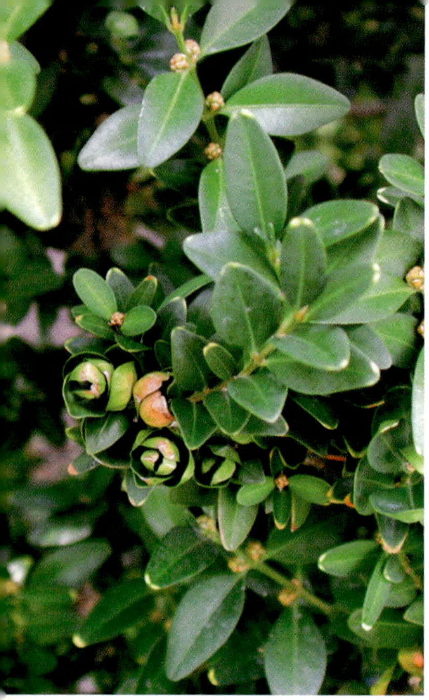

Buis

Buxus sempervirens L. *Buxaceae*

États grippaux
(sous contrôle médical)

PLANTE DES
VOSGES

Le buis est un arbrisseau à racine ligneuse, tortueuse, rameuse. Les feuilles sont d'un beau vert. Hildegarde de Bingen l'utilisait comme dépuratif. Au XVIIIe siècle, au temps de l'empereur germanique Joseph II, la teinture de buis fut un remède miracle contre la fièvre.

Antiviral, sudorifique, le buis, riche en alcaloïdes, est utilisé en remède populaire dans les états fébriles, états grippaux et affections respiratoires virales.

Infuser 1/2 cuillerée à café pour 1 tasse d'eau (l'infusion est amère, à odeur forte !) ou 25 gouttes de teinture mère deux fois par jour. Les feuilles de buis sont également utilisées pour lutter contre la chute des cheveux (lotion concentrée de 60 g/l en laissant bouillir pendant 20 min). L'effet antiviral de certaines fractions du buis riches en alcaloïdes sur le VIH est en cours d'étude.

La plante active l'écoulement de la bile (effet cholagogue, voire purgatif selon les doses, avec risque de toxicité : troubles digestifs avec diarrhée et vomissements, et troubles nerveux pouvant aller jusqu'à une paralysie). Utilisation médicale avec prudence, surtout en cas de décoction, sans dépasser 8 jours de traitement, même si, selon le pharmacotoxicologue Bruneton qui ne cite pas de cas chez l'homme, sa toxicité éventuelle semble surtout concerner les bovins.

On détache l'écorce de la tige ou des racines (râpées) au printemps ou en automne ; les feuilles sont récoltées traditionnellement avant la floraison, en mars-avril, ou pour le dimanche des Rameaux.

Busserole

Arctostaphylos uva ursi (L.) *Spreng Ericaceae*

Diurétique
Infections urinaires
Cystites (éventuellement à répétition)

PLANTE DES VOSGES

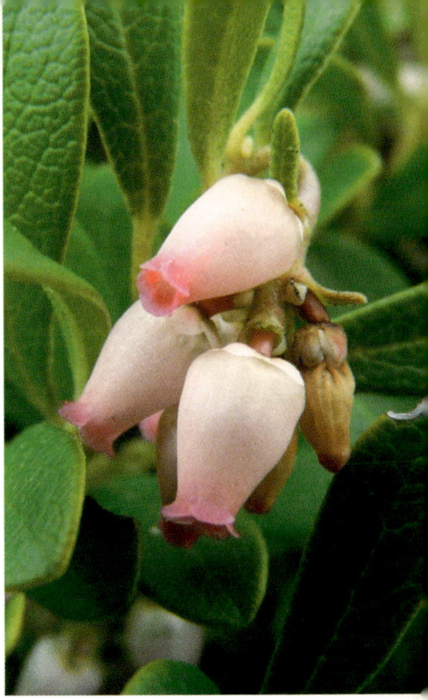

Arbuste feuillu, ligneux, à silhouette rampante de 15 à 30 cm aux feuilles persistantes, à petites fleurs en grelot blanches ou roses, aux baies rouges à maturité. Feuillage simple, alterne, obovale.

Les feuilles contiennent des glucosides transformés en hydroquinone, puissant antiseptique urinaire et intestinal (actif sur colibacilles et staphylocoque doré), des tanins, des flavonoïdes diurétiques et l'allantoïne à effet cicatrisant. Diurétique (élimine l'urée), la busserole peut s'associer à la bruyère dans les troubles urinaires.

Tisane : 3 g de feuilles sèches par tasse en infusion de 10 min, boire 3 à 4 tasses par jour. Teinture mère : 20 gouttes trois fois par jour. Gélules de poudre : 1 200 à 1 500 mg par jour en trois fois ; gélules d'extrait sec : 600 mg par jour. L'efficacité dépend du pH urinaire (repas lacto-végétarien, ou ajout de sels de citrates, ou de bicarbonate de sodium).

Les femmes enceintes, allaitantes n'en prendront pas : à forte dose, l'action hormonale ocytocique peut déclencher le travail d'accouchement. Ne pas utiliser non plus en cas de constipation chronique, ulcère d'estomac, prise de jus de canneberge et vitamine C (plus de 500 mg par jour). Ne pas dépasser 2 à 3 semaines de prise.

Espèce colonisatrice de France (Alpes du Sud) et d'Europe boréale poussant entre 1 000 et 1 800 m d'altitude dans les bois de pins sylvestres. Les feuilles du « raisin d'ours » (busserole), toujours vertes, se cueillent en toute saison ; ce sont les feuilles jeunes qui sont utilisées.

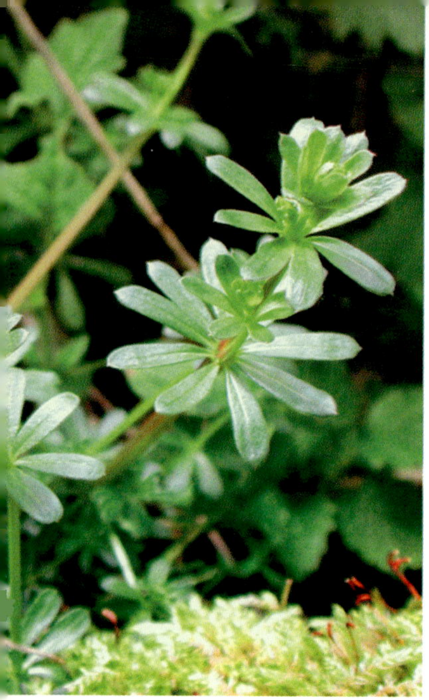

Galium mollugo

Caille-lait blanc et gaillet jaune

Galium mollugo L. et *Galium verum* L. *Rubiaceae*

Spasmes
Problèmes digestifs

PLANTE DES VOSGES

Gaillet jaune : plante herbacée à tige grêle, carrée, de 30 à 50 cm, noueuse, articulées, velue à la base ; racine vivace, traçante, longue ; feuilles verticillées, linéaires étroites, à bords enroulés, face inférieure pubescente blanchâtre, face supérieure luisante et coriace ; nombreuses petites fleurs jaunes (2 à 3 mm de diamètre), très odorantes, en panicule allongé, à rameaux opposés ; plusieurs feuilles florales aigües sont situées à la base des pédoncules ; le fruit est un diakène, lisse et glabre.

La récolte des sommités fleuries a lieu de mai à septembre

Caille-lait blanc : le type *elatum* est omniprésent ; plus en altitude, le type *erectum,* plus grand, a des tiges plus rigides, aux feuilles moins linéaires. Fleurs blanches, sur rameaux très étalés, fleurissant un mois avant les gaillets jaunes, dès avril dans les friches et sous-bois. Appelé caille-lait car il était employé à cet effet avec de la présure, plus pour la qualité des fromage que pour son effet coagulant peu efficace.

Les usages des deux types de plantes sont sensiblement identiques. Antispasmodique digestif, diurétique et calmant : infuser 10 min 1 cuillerée à soupe de sommités fleuries pour 25 cl d'eau bouillante ; boire 3 tasses entre les repas.

En raison de leur concentration pouvant être importante en dérivés coumariniques, les gaillets peuvent être hépatotoxiques, il faudra s'assurer de l'absence de problème hépatique. Les prises ne seront ni trop concentrées, ni trop prolongées.

Calendula

Calendula officinalis L. *Asteraceae*

Cicatrisant
Anti-inflammatoire
Affections cutanées
Crevasses
Piqûres d'insecte
Œdèmes
Érythème
Ulcère gastrique
Cholestérol

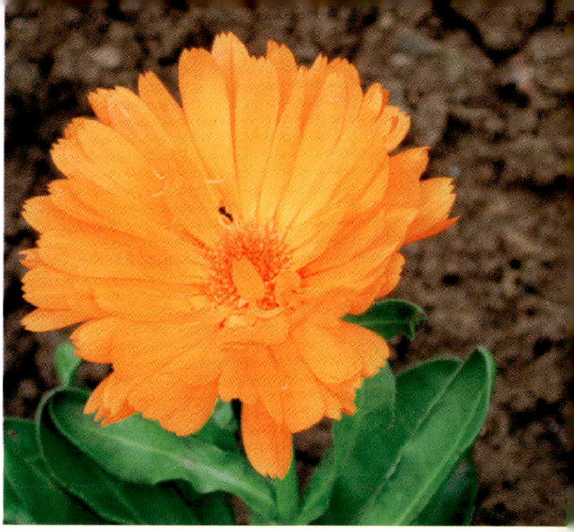

Plante herbacée annuelle ou bisannuelle, à tige velue, feuilles sessiles alternes, fleurs groupées en capitaux terminaux de 4 à 7 cm de diamètre, composés de fleurs ligulées et tubulaires d'un jaune orangé très lumineux.

La récolte des capitules floraux se fait en juin, en début de floraison. Les inflorescences suivent le soleil et fleurissent tout l'été.

La plante est déconseillée aujourd'hui en usage interne, malgré ses nombreuses propriétés : anti-œdémateux, anti-inflammatoire, anti-ulcère gastrique, antilipémiant, hypocholestérolémiant, cholérétique, sudorifique, hypotenseur, fongicide, antibactérien, antivenimeux (piqûres d'insecte, venin de méduse), antitumoral, œstrogène-like, immunostimulant. L'usage externe en cas de blessure ouverte est pleinement justifié par les effets anti-inflammatoire, antiseptique et cicatrisant. Composant de produits cosmétiques, très utilisé pour ses mucilages, caroténoïdes et saponines.

Le capitule floral, dans les affections de la peau et de la muqueuse buccale. Très réparatrice, la plante est utilisée après nettoyage de la plaie, pour soigner crevasses, petites plaies, piqûres d'insecte et érythèmes solaires. En usage externe sous forme de gel ou de teinture mère. Infusion (150 ml d'eau chaude pour 1 à 2 cuillerées à café de fleurs, filtrer après 10 min) à utiliser chaude plusieurs fois par jour en lavage ou gargarisme. Pour les plaies, en imbiber des compresses qui seront renouvelées plusieurs fois par jour.

Dermatologie ; métabolisme et nutrition

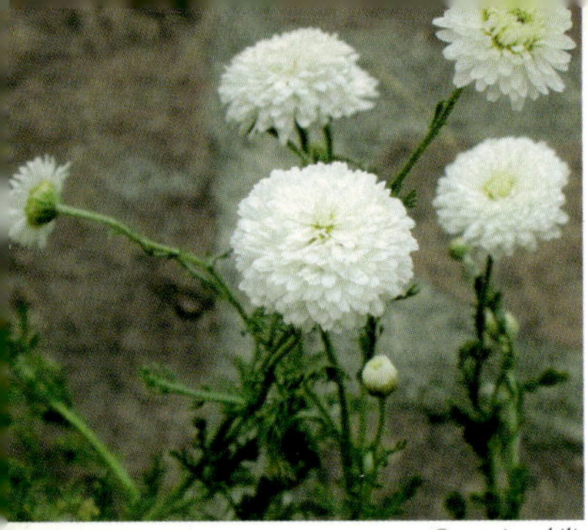

Ormenis nobilis

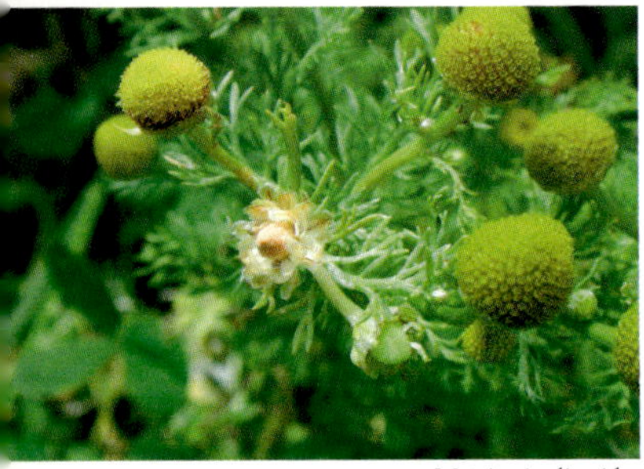

Matricaria discoidea

Camomilles

Asteraceae

PLANTE DES VOSGES

Spasmes digestifs
Irritations des muqueuses
Matricaire (agréable à boire) :
- Spasmes gastriques et digestifs
- Ballonnements
- Flatulences
- Éructations
- Irritation des muqueuses

Camomille romaine (amère) : pour les yeux

Asteracea à feuilles très découpées sans aigrettes de soie, de type marguerite, de faible taille. Les principales espèces utilisées sont la camomille romaine, fréquente dans l'Ouest de la France, et la matricaire, répandue dans le Nord du pays.

Camomilles odorantes :

– camomille romaine *(Ormenis nobilis* (L.) *Cosson Germain)*: grande (15 à 30 cm), réceptacle plein, feuilles nombreuses, très découpées. Plantée dans les jardins, très odorante. Les fleurs séchées sont utilisées dans les troubles digestifs : infuser 10 min 2 g de fleurs par tasse d'eau bouillante, à boire après les principaux repas. Dans les affections oculaires, en collutoire, en inhalation en cas de rhinite, sinusite, et pour la fabrication de shampooings éclaircissants.

– petite camomille, matricaire ou camomille allemande *(Matricaria recutita* L.), très commune à l'état sauvage dans les champs, moissons et jachères à l'étage inférieur des Vosges ; facile à distinguer par son capitule floral creux. Effets antispasmodique et analgésique plus rapides et plus constants. Anti-inflammatoire par le chamazulène, l'huile essentielle est antibactérienne, antifongique et stimulante des secrétions biliaires ; protège de l'ulcération gastrique due au stress ou à l'éthanol ; propriétés cicatrisante et antieczémateuse. Usage interne : en cas de spasmes gastriques ou digestifs, de lenteurs digestives, de ballonnements, d'éructations ou de flatulences, infuser 10 min 1 cuillerée

La camomille romaine et la matricaire cultivées sont semées au printemps ou à l'automne ; les capitules floraux sont récoltés en pleine floraison, en été

Digestion et transit ; ophtalmologie ; dermatologie

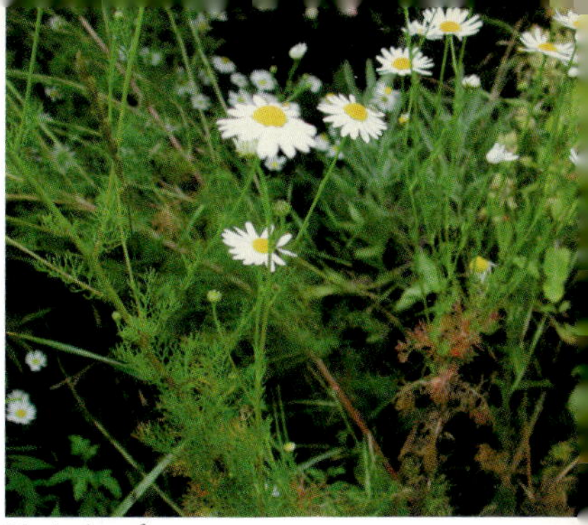

Matricaria perforata

à café de capitules floraux dans 150 ml d'eau bouillante, filtrer et boire 3 tasses par jour avant les repas. La matricaire a un goût sucré agréable. Usage externe (matricaire, camomille romaine) : en cas de problèmes dermatologiques, d'irritation des muqueuses ou de conjonctivite, laver la zone irritée avec une infusion.

– camomille odorante ou matricaire discoïde *(Matricaria discoidea* D.C.), la plus odorante (parfum d'ananas) : répandue près des lieux habités et au bord des chemins. Facile à reconnaître : c'est la seule qui n'a pas de ligules (pétales blancs sur le pourtour du capitule). Elle peut remplacer la matricaire pour ses effets anti-inflammatoire, antispasmodique, stomachique, analgésique, fébrifuge ; excellent vermifuge contre les oxyures et les ascaris, en association éventuelle avec la tanaisie, moins amère que la grande camomille. Ne pas utiliser trop longtemps, car l'effet spasmolytique peut provoquer une constipation.

– camomille puante *(Anthemis cotula* L.) : se distingue par son odeur. Dispersée dans les champs, décombres, collines sous-vosgiennes et basses vallées. Peu utilisée à cause de son odeur.

Camomilles romaine et puante : tonique, stimulante, stomachique, antispasmodique, analgésique, fébrifuge (migraines, grippes) : infuser 10 min 2 g de fleurs par tasse d'eau bouillante ; antiseptique et anti-inflammatoire (usage externe en compresses de l'infusion).

Camomilles inodores :

– fausse camomille, camomille sauvage ou œil-de-vache *(Matricaria arvensis* L.) : très peu odorante, réceptacle floral conique et proéminent. Dans les champs, décombres, chemins, plaine et versants jusqu'à 600 m.

– camomille ou matricaire inodore *(Matricaria perforata* Merat) : réceptacle non proéminent, faiblement conique. Répandue sur les décombres et les chemins de la plaine aux Vosges. Inusitée.

⚠ Quelques cas de dermites allergiques ont été signalés, mais les camomilles sont dénuées de toxicité.

Digestion et transit ; ophtalmologie ; dermatologie

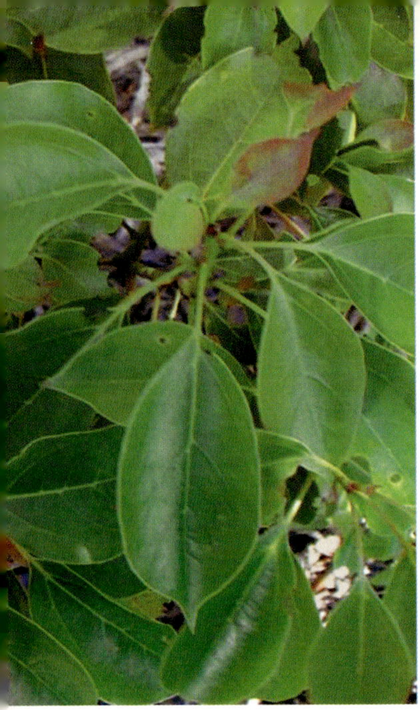

Camphre

Cinnamomum camphora (L.) J. Presl. *Lauraceae*

Rhume
Grippe
Sinusite
Bronchite
Rhumatismes musculaires

L'huile de camphre est obtenue à partir des copeaux de bois (parfois des feuilles) récoltés en automne, par distillation à la vapeur d'eau, qui après refroidissement et condensation donne une substance aromatique en cristaux blancs, le camphre brut. Feuilles alternes, ovales, coriaces, à longs pétioles, vertes au-dessus, gris bleuté au-dessous, à forte odeur quand on les froisse.

Arbre ornemental de la même famille que l'avocat et le laurier (Laurus), le camphrier est souvent planté dans les tropiques pour éloigner les moustiques et le paludisme

Le camphre contient surtout bornéone, eucalyptol et linalol. Propriétés sédative, tonicardiaque, anesthésique, calmant la douleur, à l'effet rubéfiant et révulsif. L'alcool camphré et l'huile camphrée sont utilisés en massage sportif, contre les rhumatismes. Le camphre est un puissant antiviral, antibactérien, expectorant pulmonaire et immunostimulant. Le camphre fut très utilisé au XIXe siècle, le plus souvent selon les indications de F.-V. Raspail, *Manuel annuaire de la santé,* dès les années 1840. Le camphre était employé contre la diarrhée, la dysenterie, les affections urinaires, le typhus, le choléra.

L'huile de camphre est antifongique et insecticide. En inhalation ou fumigation, combat le rhume, la grippe et la sinusite (sous forme de nombreuses spécialités de gouttes nasales ou d'inhalateurs).

Usage interne aujourd'hui déconseillé ; usage externe à proscrire chez les enfants : toxicité cardiorespiratoire, sauf spécialités pharmaceutiques dosées et autorisées à partir d'un âge précis (en général, quinze ans). Le camphre peut provoquer des convulsions ; à éviter en cas d'antécédents de crises épileptiques.!

Canneberge

Vaccinium Macrocarpon
Aiton en Amérique du Nord
(et en Europe *Vaccinium oxycoccos* L.)
Ericaceae

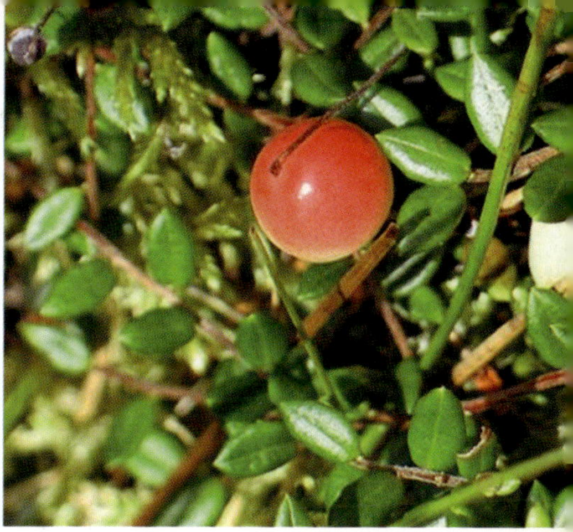

La récolte des fruits se fait dans les tourbières, en octobre.

Cystites
Gingivites

PLANTE DES VOSGES

La canneberge, plante vivace des tourbières acides, peut vivre plus de cent ans. Ses baies sont rouges ; fraîches, elles sont très riches en acides citrique, quinique et ascorbique (ou vitamine C) ; elles renferment également des anthocyanosides, des polyphénols, des flavonoïdes aux vertus antioxydantes.

Les Indiens d'Amérique du Nord utilisaient les baies en cas de cystite et de problèmes dentaires (gingivites, caries). La canneberge prévient les infections urinaires récidivantes à colibacilles : le fruit empêche les bactéries d'adhérer aux parois des voies urinaires et, par conséquent, d'y croître (vérifier sur l'étiquetage que le médicament apporte 36 mg de proanthocyanidines (PAC) par jour). Il faut donc l'associer avec d'autres plantes pour obtenir un effet antibactérien en cas de cystite. Activités cardiovasculaires sur l'athérosclérose, la diminution du cholestérol. Action protectrice, antioxydante des anthocyanines sur la paroi des vaisseaux sanguins. Sa richesse en vitamine C lui confère une activité préventive sur les gingivites, les caries et affections liées à la plaque dentaire, un pouvoir fortifiant.

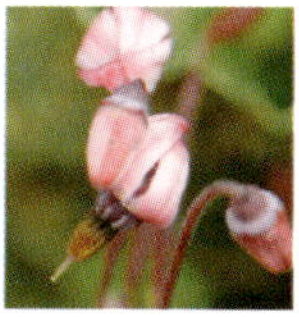

À consommer juste avant les repas ou 2 h après sous forme de jus, capsules, comprimés composés de jus déshydraté, dosés à 36 mg de PAC par jour. Boire abondamment tout au long de la journée. Cela permet d'uriner régulièrement.

À éviter si prise concomitante d'anticoagulants.

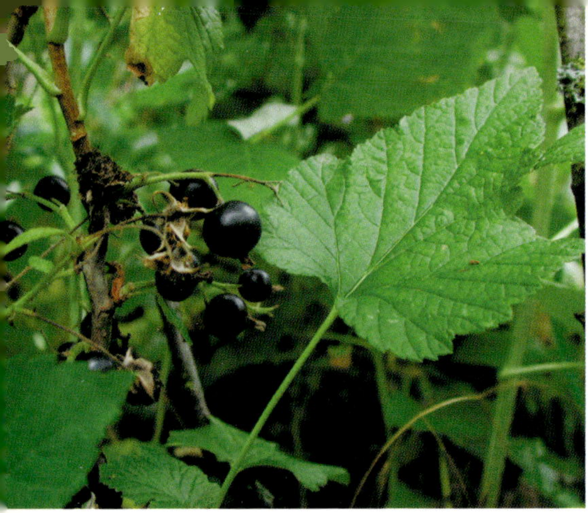

Cassis

Ribes nigrum L. *Glossulariaceae*

Rhumatismes
Dépuration
Douleur articulaire
Inflammation
Goutte
Rétention d'eau

PLANTE DES VOSGES

Plante sur la liste rouge des espèces menacées en Alsace. Arbuste pouvant atteindre 2 m, branches nombreuses issues d'une souche robuste, feuilles dentées, tri- ou pentalobées (le lobe terminal central est le plus grand). Les fleurs, d'un blanc vert à l'intérieur et rougeâtres à l'extérieur, cèdent la place à des grappes tombantes de baies brun-noir.

Les feuilles sont récoltées en avril-mai, avant la floraison, les fruits à maturité, en été.

Les fruits et le jus sont une source intéressante de vitamine C en cas de grippe ou de refroidissement; le jus est un bon antidiarrhéique (par ses pectines); il améliore la circulation veineuse et la résistance capillaire (par les polyphénols) et augmente l'acuité visuelle en stimulant la microcirculation. Action anti-inflammatoire et antalgique des feuilles (stimule la corticosurrénale : action dite « cortison-like »), d'où ses utilisations nombreuses en cas d'allergies, de rhumatismes ou de déficience du système immunitaire. La feuille séchée est diurétique et digestive, elle améliore la circulation et est active en cas de douleurs rhumatismales.

En infusion: 5 g de feuilles séchées pour 1 l d'eau bouillante, laisser infuser 5 min, boire 2 à 3 tasses par jour. En gélules: 1 gélule à 300 mg environ au moment des trois repas. Les macérats glycérinés de bourgeons printaniers sont anti-inflammatoires à raison de 50 gouttes deux à trois fois par jour.

Centaurée petite

Centaurium erythraea Rafn. *Gentianaceae*

Insuffisance hépatique
Digestion
Apéritive
Flatulences
Fatigue
Lotion contre la chute de cheveux
antipoux

PLANTE DES VOSGES

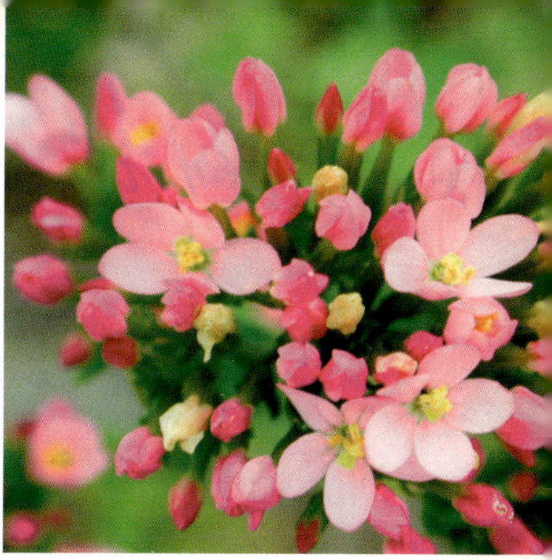

Les tiges sont grêles, ramifiées, de section carrée. Les feuilles ovales, au pétiole court, sont groupées en rosette à la base et opposées en hauteur. Les fleurs roses sont disposées en cymes. Le fruit est une capsule aux nombreuses graines.

Plante des prairies et pelouses sèches récoltée en juillet, au moment de la floraison.

Tonique, apéritive, digestive, stimulante du pancréas, cholérétique, sédative du tube digestif, et fébrifuge, comparable au quinquina.

En pharmacie, *Centaurii herba* correspond à cette petite centaurée. Infusion de 2 à 3 g de drogue finement coupée, pendant 10 min ; ou macération à froid pendant plusieurs heures, une dizaine de jours au plus (2 à 3 g par tasse).

L'usage prolongé peut provoquer une irritation des muqueuses gastro-intestinales, d'où sa contre-indication en cas d'inflammation digestive.

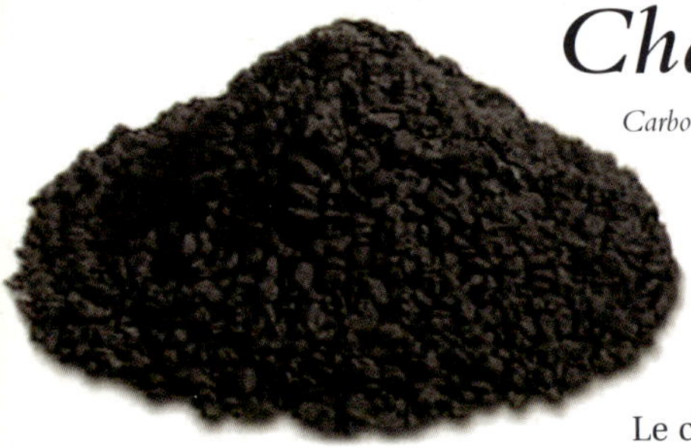

Charbon végétal

Carbo vegetabilis

Ballonnements
Flatulences
Aérophagie
Douleurs abdominales

Le charbon végétal est obtenu le plus souvent par une carbonisation, en l'absence d'air, de bois de peuplier ou de noix de coco, à forte température (600 à 900 °C), suivie d'une nouvelle chauffe avec ajout de vapeur d'eau, d'air ou de gaz oxydants, ce qui permet le développement de pores.

Le charbon actif (ou charbon végétal) est une poudre noire, légère, constituée essentiellement de matière carbonée, hydrophobe, à structure poreuse. C'est une sorte de charbon de bois présentant un fort pouvoir adsorbant.

Divers travaux récents ont établi que le charbon végétal a la capacité d'adsorber certains virus (fièvre aphteuse, variole du mouton, rotavirus, coronavirus, entérovirus, etc.) et certaines bactéries. Indiqué pour lutter contre les fermentations intestinales, ballonnements et flatulences (aérophagie et aérocolie) et les douleurs abdominales qui en découlent, en cas de diarrhée, et dans certaines intoxications alimentaires.

Sous forme de comprimés ou gélules (1 g par jour ou plus, selon avis médical, sachant que l'on utilisait jusqu'à 30 g par jour dans le passé !).

Comme tout produit antidiarrhéique, le charbon végétal peut provoquer une constipation à forte dose. Par ses propriétés absorbante et adsorbante, il risque de diminuer l'efficacité de certains traitements (pilule contraceptive, digitaliques utilisés en cardiologie, etc.) : respecter un intervalle de 2 h entre les prises.

Chardon-marie

Silybum marianum (L.) Gaertner *Asteraceae*

PLANTE DES VOSGES

Insuffisance hépatobiliaire
Digestion
Lithiase (calculs)
Hépatite chronique
Cirrhose
Hémostatique (épistaxis règles etc)
Cholestérol

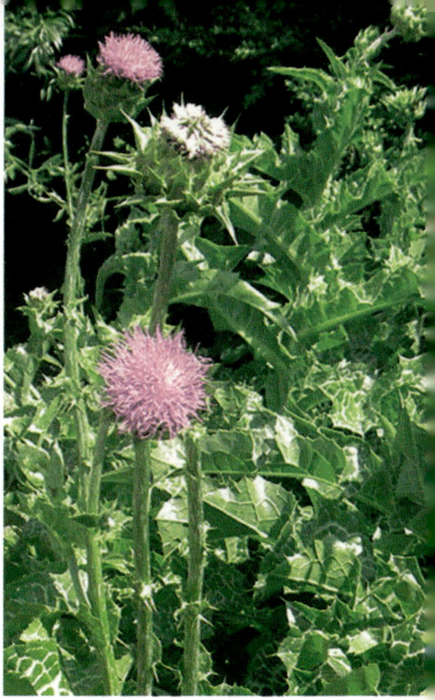

Feuilles vert pâle brillantes, épineuses marbrées de blanc, nervures blanches au revers ; la feuille est comme maculée de lait. Fleurs tubuleuses, pourpre violacé, en grands capitules.

C'est la plante du foie ! La silymarine de la plante est très hépatoprotectrice. Effet préventif, curatif de troubles liés au foie : hépatite, cirrhose, calculs biliaires, ictère (jaunisse), cholestérol, triglycérides, suites d'hépatotoxicité ; accompagne les traitements chimiothérapiques anticancéreux nocifs pour le foie ; hémostatique en cas de règles trop abondantes, de saignement de nez fréquents (épistaxis), élève la tension artérielle.

On le trouve sur le pourtour méditerranéen sur sols acides, secs et ensoleillés, rarement au nord de la Loire (sauf les côtes atlantiques) ; il ne dépasse pas 700 m d'altitude. Les graines et les feuilles sont récoltées à la fin de l'été.

Décoction : faire bouillir 50 g de graines dans 1 l d'eau pendant 15 min, laisser infuser 10 min et filtrer, 3 tasses par jour avant les repas. Teinture mère : 30 gouttes trois fois par jour avant les repas, ou 1 à 2 g de poudre de plante en gélules par jour ; en cas d'hépatite chronique ou de cirrhose, prendre des gélules de 350 mg de silymarine trois fois par jour aux repas, selon avis médical.

Le chardon-marie est cholagogue (facilite l'excrétion de la bile), et légèrement laxatif. Il sera déconseillé aux femmes enceintes, allaitantes, en cas d'obstruction des voies biliaires.

Digestion et transit ; gynécologie ; circulation sanguine

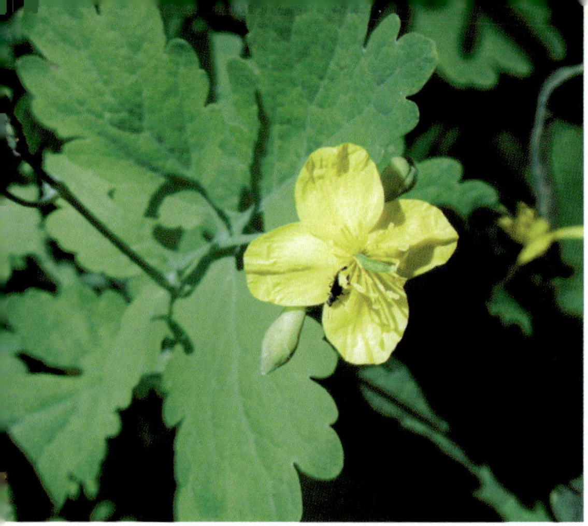

Chélidoine

Chelidonium majus L. *Papaveraceae*

Verrues
Insuffisance hépatobiliaire
Lithiase (calculs)
Spasmes
Douleurs digestives

PLANTE DES VOSGES

Plante vivace ramifiée de 60 cm de haut, à tige dressée, à feuilles vert-bleu alternes, molles, pennatiséquées et profondément découpées en 5 à 7 segments. Les fleurs, petites et jaunes, à 4 pétales brillants en croix et aux étamines nombreuses, fleurissent tout l'été. Le fruit est une silique, glabre et non cloisonnée. Toute la plante (sauf les graines) contient un latex jaune orangé, virant à l'orange-brun au contact de l'air, riche en alcaloïdes.

La plante entière se récolte toute l'année

Utilisation sur les verrues et les cors. Propriétés spasmolytiques directes sur le muscle lisse, effets analgésiques dépresseurs et hypnotiques du système nerveux central. Effet cholérétique (stimule la production de bile par le foie).

Pour les affections hépatobiliaires, il existe aujourd'hui une spécialité pharmaceutique bien dosée à base de suc de chélidoine (5 à 15 gouttes après les repas). En usage externe, application locale précise du suc frais, trois à quatre fois par jour, en cas de verrues, de cors ou de psoriasis.

En application externe, la prudence est recommandée (éviter la peau saine), étant donné la toxicité des alcaloïdes de la plante à forte dose et le risque d'irritation locale. À haute dose, la plante est un poison ; à ne pas utiliser par voie interne, hormis sous forme de spécialité pharmaceutique.

Chiendent

Elytrigia repens (L.)
Desv. ex B. D. Jacks. *Poaceae*

Diurétique
Anti-inflammatoire

PLANTE DES VOSGES

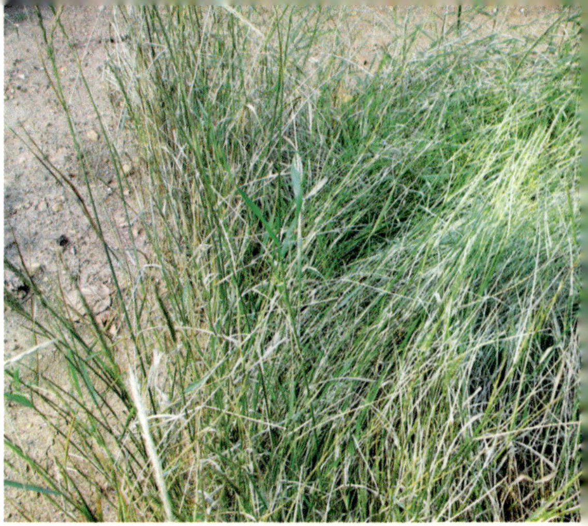

Le chiendent ordinaire ou commun est une herbe vivace cosmopolite, extrêmement envahissante et difficile à extirper en raison de la longueur et de la multiplicité de ses rejets souterrains.

C'est surtout comme diurétique et anti-inflammatoire des voies urinaires qu'il se montre précieux. Sa décoction (1 l par jour) est d'un grand secours aux lithiasiques : elle apaise les coliques néphrétiques, surtout si on commence à la boire dès les premiers symptômes de la crise. En même temps, elle favorise l'élimination des calculs (association utile avec la bruyère, la pariétaire et la prêle). Elle soulage la cystite, les coliques hépatiques. La racine en décoction est connue pour ses propriétés sur les inflammations des voies digestives (léger effet cholagogue, stimulant la chasse biliaire) et urinaires, dépurative ou antirhumatismale (effet diurétique).

Le rhizome se récolte de mars à septembre ; éviter les abords des cultures où il pousse comme adventice, car il contient alors des résidus de traitements chimiques.

1 cuillerée à soupe de petit chiendent pour 1 tasse, laisser infuser 10 min, filtrer, boire 2 tasses par jour, le matin et à midi au moment des repas ; ou pour un effet plus puissant : décoction de 30 min de 10 g de racine pour 25 ou 50 cl d'eau par jour ; ou en gélules (1 g par jour en deux prises).

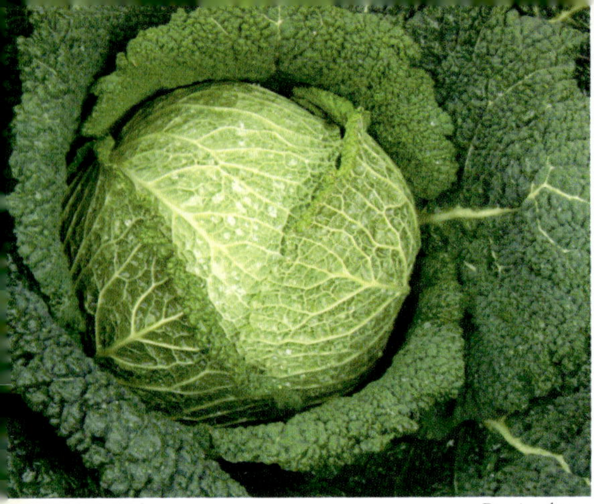

Brassica oleracea

Choux

Brassica oleracea L. *sensu latu Brassicaceae*

Arthrose
Rhumatismes
Cicatrisation

PLANTE DES VOSGES

Chou rouge ou vert dont il existe d'innombrables variétés. Récolte du chou d'hiver après les gelées d'hiver.

En usage externe, les feuilles de chou fraîches, pressées (ou assouplies au rouleau à pâtisserie), ont des effets cicatrisants sur les plaies de mauvais aspect, les ulcères variqueux et apaisants sur les douleurs arthrosiques. Rôle protecteur contre le cancer ; le jus cru agirait sur les ulcères gastriques et duodénaux. Le chou et ses diverses variétés (chou de Bruxelles, chou-fleur, etc.) sont des inhibiteurs de cancers chimiques chez le rat. Comme le cresson, le radis noir, le brocoli et le navet, les choux sont riches en isothiocyanates et glucosinolates, composés soufrés capables d'inhiber en laboratoire le développement des cancers : des études ont montré que la consommation de tels légumes était corrélée avec une moindre incidence de cancers.

Consoude

Symphytum officinale L. *Boraginaceae*

Consolidation osseuse
Cicatrisation

PLANTE DES VOSGES

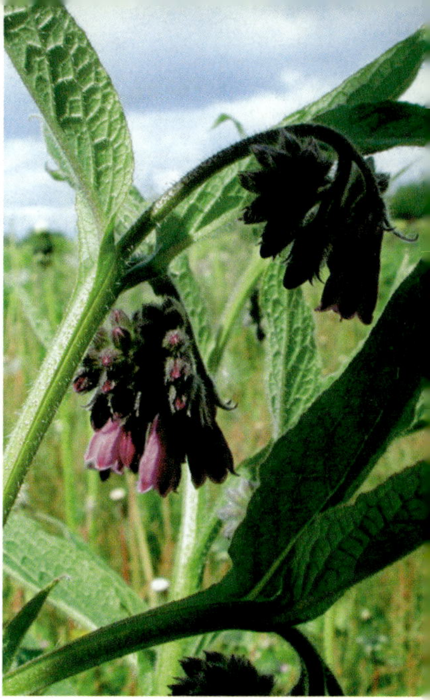

Le nom Symphytum vient d'un terme grec qui signifie « je soude ». Plante vivace, poussant en touffes, tiges de 1 m de haut, près des ruisseaux et des chemins humides. Les feuilles, rêches et velues, de grande taille (1 m pour les inférieures !), se prolongent le long des tiges. Les fleurs blanches (parfumées, peu visibles des insectes), roses ou pourpres (peu parfumées, visibles par les insectes) sont campanulées, cylindriques. La racine charnue s'étale sur plusieurs mètres carrés de surface. Quelques fleurs peuvent être mangées en salade.

Plante utilisée sporadiquement dans les Vosges. Les feuilles sont utilisées en cataplasme contre les plaies et pour consolider des fractures.

Symphytum en homéopathie (9 CH) ne présente aucun danger, et sera utile pour toute atteinte osseuse (fracture, nécrose) : 3 granules trois fois par jour.

Les alcaloïdes pyrrolizidiniques étant toxiques, la plante ne sera pas utilisée par voie orale mais uniquement en usage externe, en pommade par exemple et pendant une durée n'excédant pas 4 à 6 semaines.

La racine de consoude est récoltée au printemps ou en automne et les feuilles avant la floraison en avril-mai.

Rhumatologie et douleurs ; dermatologie

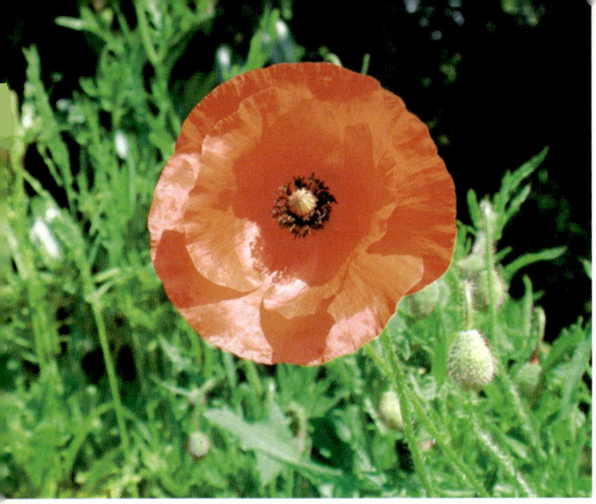

Coquelicot

Papaver rhoeas L. *Papaveraceae*

Insomnie
Toux

PLANTE DES VOSGES

Plante herbacée annuelle, velue, atteignant 80 cm de hauteur, souvent spontanée au bord des champs. Les boutons floraux pendent tout d'abord, puis se redressent avant l'épanouissement de la fleur. Les quatre pétales elliptiques rouges présentent souvent une tache noire à la base. La capsule du fruit, étroite, mesure environ 1 cm et présente une dizaine de rayons stigmatiques.

Récolter les pétales durant toute la floraison, de juin à septembre. Sécher sans les froisser, étendus sur du papier et passés à l'étuve ; leur couleur éclatante devient terne. Conserver à l'abri de la lumière et de l'humidité. Éliminer les fleurs si teinte noire (mauvais séchage) ou moisissures (humidité).

L'alcaloïde majoritaire dans la plante est le rhoeadine, dont la pharmacologie est mal connue, mais on sait que des dérivés voisins sont neuroleptiques. Les mucilages contribuent à l'action antitussive de la plante.

En cas de toux sèche, d'enrouement, de palpitations sur un cœur sain : infusion de 2 cuillerées à café de fleurs séchées pour 1 tasse d'eau bouillante ; laisser infuser 10 min puis filtrer ; 2 ou 3 tasses par jour. En cas d'insomnie légère : 1 tasse d'infusion le soir au coucher, ou sous forme de sirop, ou encore 2 gélules le soir au moment du repas et au coucher pour l'adulte ; pour l'enfant au-dessus de 6 ans, 1 gélule à 250 mg environ au dîner et au coucher.

Quelques cas d'intoxication (hallucinations) ont été rapportés chez des enfants ayant pris du sirop de coquelicot. Certains chevaux auraient été incommodés ; il vaudra mieux éviter que les animaux le broutent.

Courge

Cucurbita pepo L. Cucurbitaceae

Prostatite
Troubles de la miction

Les courges, potirons ou citrouilles, appartiennent à plusieurs espèces dotées d'une étonnante variabilité génétique, qui se traduit par d'innombrables formes et couleurs des fruits et une grande diversité de tailles.

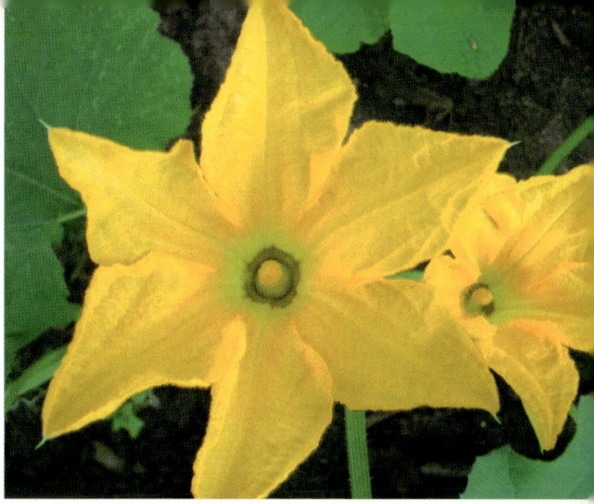

Les courges sont cultivées dans toutes les régions chaudes et tempérées du globe. Les parties utilisées sont les graines et la pulpe, qui est séchée en automne à pleine maturité. Seules les graines de Cucurbita pepo sont autorisées par la pharmacopée française.

Les graines contiennent 30 à 50 % d'huile insaturée, de la cucurbitine, des stéroïdes, des vitamines A, B, E, des oligoéléments (phosphore, sélénium, manganèse, zinc, cuivre). Elles constituent une excellente source de lécithine (nécessaire à la fabrication des hormones sexuelles). Les phytostérols aident à inhiber l'inflammation ou la croissance du tissu prostatique, à l'origine des troubles de la miction : nuits interrompues, temps de miction long, vidange incomplète et répétitive… Action sur la prostate dans l'hyperplasie bénigne.

Dans l'hypertrophie bénigne de la prostate, l'huile est prise en gélules à raison de 2 g par jour à avaler en deux prises matin et soir au moment des repas avec un peu d'eau, en cure de 2 mois renouvelable régulièrement. Il est conseillé d'associer plusieurs autres remèdes (pollen, épilobe, racine d'ortie, etc.).

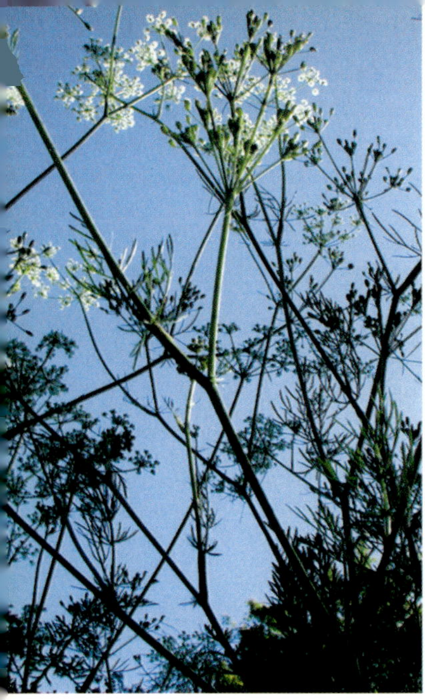

Carvi ou « cumin des Vosges »

Carum carvi L. *Apiaceae*

PLANTE DES VOSGES

Digestion difficile
Flatulences
Antispasmodique
Excitant
Stomachique
Diurétique
Sudorifique
Carminatif

Plante herbacée de 70 cm à 1 m. Feuilles vert clair, glabres, longues, découpées en fils. Fleurs blanches ou rosées, en ombelles de 5 à 15 rayons inégaux. Les fruits sont des akènes de 3 à 7 mm, sombres, presque noirs, sans poils, aromatiques. La racine a l'aspect et l'odeur de celle de la carotte sauvage. Plante vivant deux ans en climat tempéré ou froid, souvent confondu avec le véritable cumin officinal (graine jaune ou fauve poilue), non spontané dans les Vosges mais en Afrique du Nord, et dont les propriétés sont proches.

L'idéal est de le planter sur des pentes exposées au soleil ; floraison et récolte ont lieu la deuxième année. La récolte se fait le matin à la rosée en août-septembre, la plante est mise à sécher et les graines sont recueillies

Considéré comme le meilleur carminatif (contre les gaz) d'origine végétale, eupeptique (facilite la digestion), antispasmodique léger ; l'huile essentielle a une activité antimycotique majeure et excite la sécrétion urinaire. Usage vétérinaire : augmente la sécrétion lactée des vaches, traite leurs coliques, spasmes stomacaux ou diminution d'appétit.

Comme antispasmodique, antimicrobien : infuser (2 à 3 min) 1 cuillerée à café pour 25 cl d'eau bouillante, à boire avant les repas ; les graines peuvent être broyées et infusées 10 min dans de l'eau bouillante, ou prises en gélules de 300 mg à raison d'1 gélule au moment des repas.

Le carvi peut être allergisant (rhino-conjonctivites, problèmes digestifs) ; l'huile essentielle est un excitant nerveux à forte dose.

Curcuma

ou safran des Indes

Curcuma longa L. *Zingiberaceae*

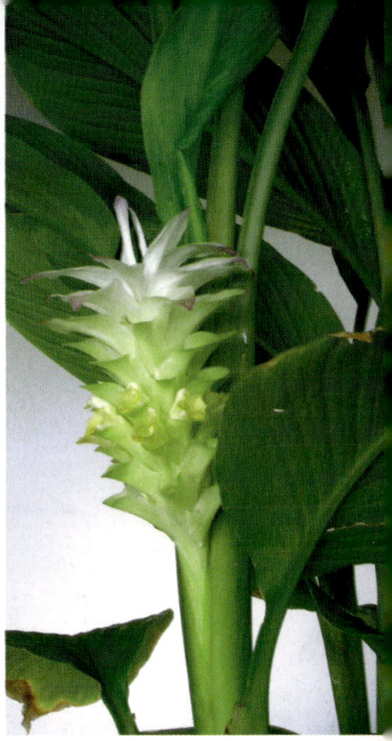

Affections digestives du type « côlon irritable »
Affections biliaires dites « crises de foie »
Arthrite

Le curcuma (« khourkoum » en arabe) est un remède ayurvédique et chinois anti-inflammatoire, traitant diverses maladies de peau et de la digestion. Plante vivace aromatique indienne à longues feuilles et à fleurs blanches ou jaunes en épis. Le rhizome contient une huile essentielle (3 à 5 %), des curcumines (colorants très antioxydants) et des composants amers. Il est décrit par Dioscoride dès l'Antiquité. On utilise la poudre de rhizome comme épice, en particulier dans le curry.

En hiver, on arrache le rhizome, qui est séché, puis découpé ou réduit en poudre.

Le rhizome de curcuma est reconnu comme anti-inflammatoire (arthrite rhumatoïde), dans les troubles digestifs appelés « crises de foie » (effets stimulants sur la bile : cholérétique et cholagogue), le syndrome du « côlon irritable » et dans la diminution des ulcères gastriques (stimule la production de mucus protecteur dans l'estomac). En Chine, on l'utilisait contre les douleurs abdominales et la jaunisse. En Inde, les paysans consommateurs de curcuma ne connaissent ni maladie d'Alzheimer, ni cancer du côlon. Les curcumines stimulent les cellules du système immunitaire. Le curcuma semble aussi préventif de l'artériosclérose par suite de prévention de l'oxydation du cholestérol-LDL (« mauvais » cholestérol) ainsi que par la diminution du cholestérol total.

Utilisé sous forme de gélules de poudre (trois fois 300 mg par jour) ou d'extrait sec, ou d'extrait fluide (1 cuillerée à café par jour).

Contre-indiqué en cas d'obstruction biliaire et de grossesse.

Digestion et transit ; rhumatologie et douleurs

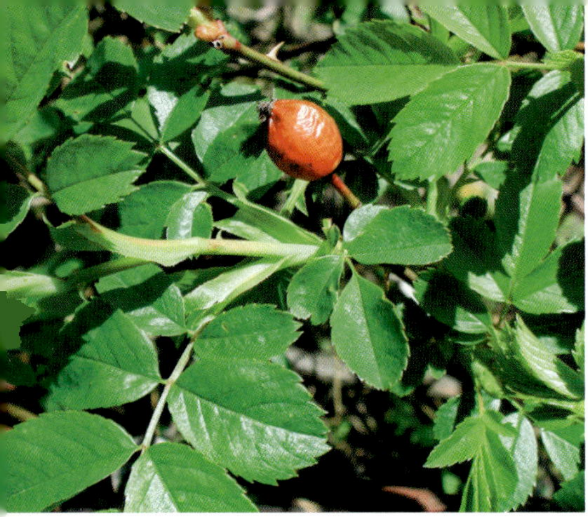

Cynorrhodon
ou églantier

Rosa canina L. *sensu latu Rosaceae*

PLANTE DES VOSGES

Fatigue
Diarrhées
Crachements de sang
Refroidissements
Affections grippales

Arbrisseau buissonnant ou grimpant, considéré comme l'ancêtre de nos rosiers, pouvant atteindre 5 m. Rameaux couverts d'aiguillons, portant des folioles elliptiques dentées. Fleurs rose clair ou blanchâtres. À maturité, le réceptacle de la fleur devient rouge et pulpeux : c'est le cynorrhodon. Dans la pulpe se trouvent les fruits, des akènes hérissés de poils.

La récolte se fait l'été, de juin à septembre. Le fruit est séché, fragmenté ou pulvérisé. Le cynorrhodon persiste tout l'hiver sur les branches. Pour les confitures, hacher finement la partie charnue des fruits (ôter les poils) récoltés après les premières gelées.

L'effet vitaminique P se combine à la vitamine C en renforçant l'imperméabilité des capillaires. Nombreuses vitamines du groupe B ; active le métabolisme. Akènes en poudre contre les coliques néphrétiques, effets astringent, diurétique et antiscorbutique : en cas de diarrhée, phtisie, crachements de sang, nausées, crampes d'estomac, maladies et inflammations des reins, lithiases rénales, catarrhe vésical. Effet diurétique léger, qui se prolonge sans irriter les reins.

Décoction de 15 g de pulpe hachée dans 50 cl d'eau pendant moins de 10 min : cela permet à la vitamine C de passer dans l'eau, en n'étant que faiblement détruite. Diarrhée : décoction de 30 à 50 g de cynorrhodon fragmenté pour 1 l d'eau, faire bouillir 5 min à feu doux, laisser infuser 15 min, filtrer et boire à volonté. Fatigue, carence en vitamine C, refroidissements, infections grippales : 3 ou 4 tasses par jour de tisane (infusée 10 min, puis filtrée).

Éliminer les « poils à gratter » entourant les carpelles dits « akènes » ou « graines », car ils sont irritants.

Fatigue ; digestion et transit ; circulation sanguine ; respiration et ORL

Cyprès

Cupressus sempervirens L. *Cupressaceae*

Diarrhées
Hémorroïdes
Affections veineuses
Fièvre

PLANTE DES VOSGES

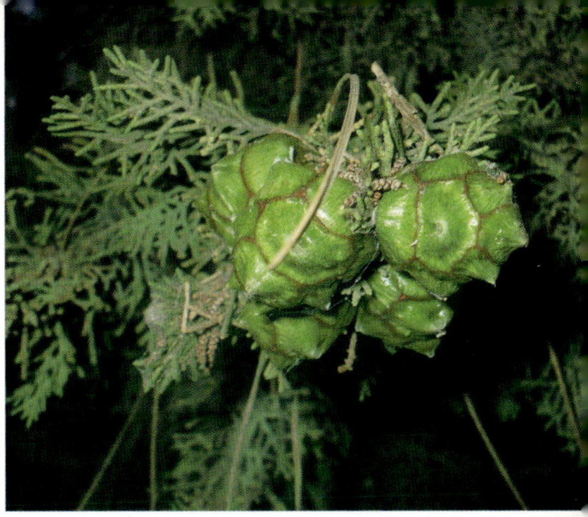

Plante méditerranéenne, cultivée à fins ornementales ou comme coupe-vent. Les cônes sont récoltés à maturité durant l'hiver

Arbre à écorce gris-rouge, pouvant atteindre 20 à 25 m de haut. Les feuilles sont petites et opposées, triangulaires, imbriquées sur quatre rangs. Les fleurs femelles produisent des fruits appelés cônes, formés d'écailles arrondies et charnues virant au gris-jaune à maturité.

Pour certains, son efficacité sur les veines serait supérieure à celle de l'hamamélis ! Un effet antiviral sur l'herpès, dû à des tanins (proanthocyanidines) anti-radicaux libres, semble connu des Malaisiens et en Inde depuis des siècles. Un effet sur la grippe et les infections pulmonaires au coronavirus semblent bien attestés chez les animaux, et sur les herpès de différents localisations (et sur zonas et bronchiolites à titre expérimental) chez l'homme : utilisation en extraits fluides standardisés.

En cas de jambes lourdes, varices, diarrhées, règles trop abondantes, congestion pelvienne et troubles prostatiques : infuser 10 min 2 à 3 g par tasse, boire 4 à 5 tasses au cours de la journée ; ou 1 à 3 gélules de poudre à 300 mg environ par jour. L'huile essentielle de cyprès en applications externes est un décongestionnant circulatoire veineux et lymphatique ; elle agit aussi en association avec d'autres sur les bouffées de chaleur.

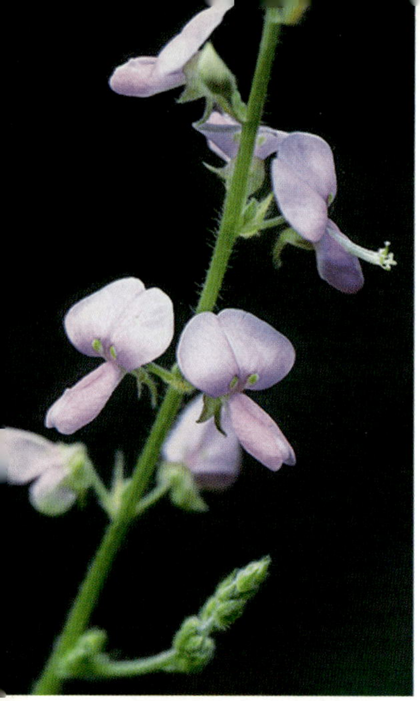

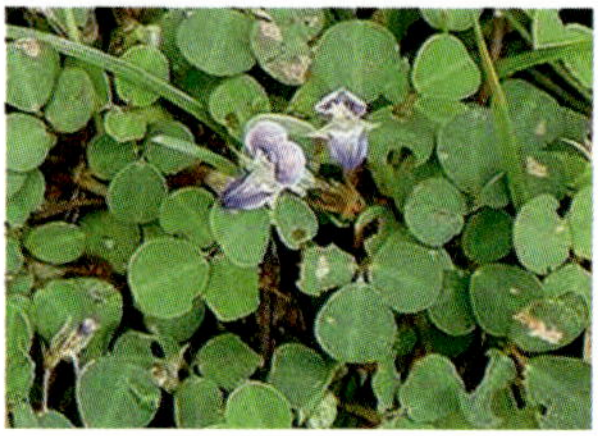

En Afrique équatoriale, récolte des tiges et feuilles sans la racine à la fin de la saison des pluies. Les parties de plantes doivent être ensuite correctement séchées.

Desmodium

Desmodium adscendens (Sw.) DC. *Fabaceae*

Affections du foie
avec élévation des transaminases
Protection des cellules hépatiques

Plante vivace, de 50 cm de haut, à multiples branches, à fleurs légèrement pourpres, à feuilles composées de trois folioles ovales. Les principes actifs du *Desmodium adscendens* sont des alcaloïdes (les desmodosides), et des flavonoïdes (la vitexine et l'isovitexine).

Bien connu des tradipraticiens d'Afrique équatoriale, qui l'utilisent contre les ictères et hépatites, les allergies et différentes maladies de peau. Protecteur de la cellule hépatique et régularisateur des enzymes hépatiques, il est prescrit quand le foie est agressé par un agent extérieur (virus, médicament, chimiothérapie, etc.) ou endogène (réaction auto-immune en particulier) : dans des infections du foie, certaines hépatites virales, conséquences d'une chimiothérapie ou certains troubles digestifs associés. Il n'agit pas contre le virus, mais protège puissamment le foie, il est donc surtout efficace en début de maladie dans la phase d'invasion du virus. Inversement, il n'est pas un bon draineur du foie comme l'artichaut ou le romarin. Il a aussi une action antispasmodique (étudiée pour l'asthme).

Il existe des formes liquides (extrait fluide) et des extraits secs sous forme de gélules qui permettent une utilisation plus aisée. L'effet du desmodium est dose-dépendant, il est donc important de respecter les posologies indiquées pour arriver à un équivalent de 8 à 10 g de plante sèche par jour.

Dans de rares cas, le desmodium peut provoquer des nausées ou de la diarrhée.

Échinacée

Echinacea purpurea (L.) Moench. *Asteraceae*

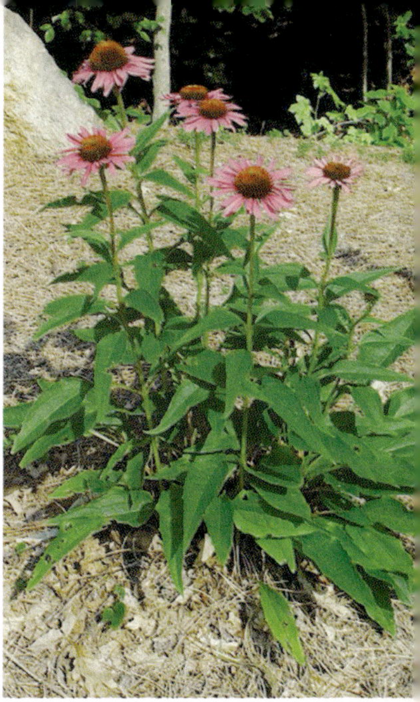

Renforce les défenses immunitaires
Grippe
Rhinite
Bronchite
Herpès
Cystites
Mycoses

Racine fusiforme, feuilles entières et lancéolées, grands capitules terminaux aux fleurs tubuleuses pourprées réunies en boule, ligulées tombantes, lui donnant l'allure d'une grande marguerite pourpre.

Immunostimulante, en préventif et en curatif (infections bactériennes, grippe, herpès, cystites, candidoses, etc.) : empêche l'agression du tissu conjonctif, limite la progression des microbes, stimule l'activité des macrophages, augmente le nombre des globules blancs, accroît la prolifération des cellules de la rate, etc. Action cicatrisante, antivirale ; augmente la résistance à l'effort.

L'échinacée vit dans les prairies et collines sèches, les bancs de sable asséchés.
C'est la racine (ou plante entière avec la racine) qui est récoltée en mai-juin

En prévention : cures de huit semaines, 2 gélules par jour, puis pause une semaine ; en soin des infections grippales et septiques (maux de gorge, rhinopharyngites, toux et fièvre) : 3 gélules à 300 mg avant les repas ; jus frais pur en traitement local des retards de cicatrisation et des dermatites.

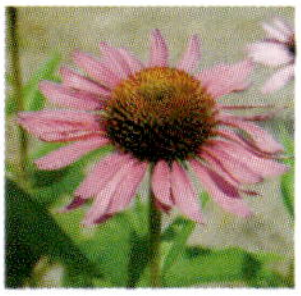

L'échinacée renforçant la fonction immunitaire, elle est contre-indiquée avec des médicaments immunosuppresseurs (après une transplantation d'organe par exemple), en cas de maladie systémique comme le sida, la tuberculose, et de maladies auto-immunes (sclérose en plaques, collagénose, lupus, etc.), et dans les antécédents d'allergie aux astéracées. En cas de chimiothérapie, uniquement sous contrôle médical.

Fatigue et défenses immunitaires ; respiration et ORL ; urologie

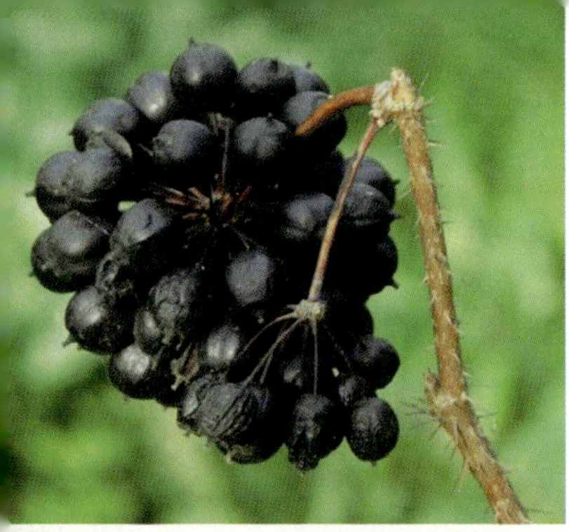

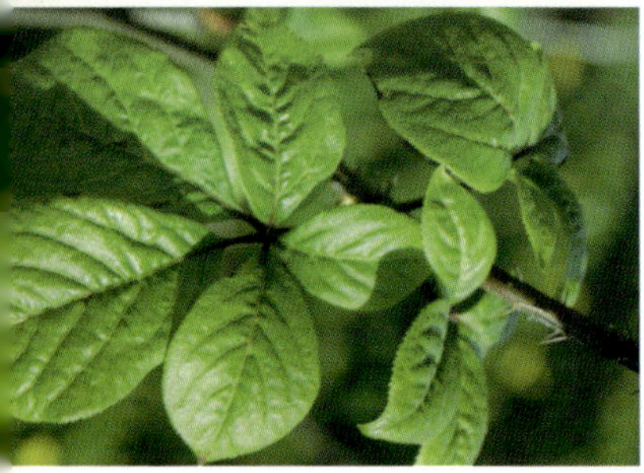

Éleuthérocoque

Eleutherococcus senticosus Maxim. *Araliaceae*

Adaptogène
Antistress
Tonique
Immunostimulante
Asthénie
Affections virales
Cholestérol
Diabète

Arbuste épineux originaire de Chine, de 2 à 3 m, colonisant les forêts mixtes. Feuilles composées, palmées, longuement pétiolées; fleurs réunies en ombelles, globuleuses, violettes (fleurs mâles), jaunes (femelles), jaunâtres (hermaphrodites); les fruits sont des baies noires.

La racine est récoltée au printemps, en début de végétation, ou en automne, juste avant la chute des feuilles; c'est alors qu'elle est la plus riche en principes actifs

Adaptogène, stimulant du système nerveux central (antihypnotique), stimulant endocrine (surrénales et glandes sexuelles), immunostimulant, anti-inflammatoire, hypoglycémiant, hypolipémiant. L'extrait de racine est antiviral à large spectre.

Tonique stimulant l'organisme, en cas de fatigue (physique, sexuelle), stress, convalescence, problème de concentration, manque d'appétit, baisse immunitaire: 200 mg de poudre ou 50 mg de nébulisat par gélule; 1 gélule trois fois par jour. Poudre: jusqu'à 4 g par jour. Infusion de 2 à 4 g de racine séchée dans 150 ml d'eau bouillante, boire 1 ou 2 tasses par jour. Extrait fluide: 2 à 4 ml par jour, en deux ou trois prises.

Faire toutes les six à douze semaines une pause d'une à deux semaines. Rarement: diarrhée temporaire, troubles du sommeil. Éviter en cas de tension artérielle élevée, d'insomnie, de nervosité. Déconseillé aux enfants avant la puberté, aux femmes enceintes, sous contraceptifs, à celles qui allaitent, en cas d'obésité.

Épilobe

Epilobium sp. Onagraceae

Hypertrophie bénigne de la prostate

PLANTE DES VOSGES

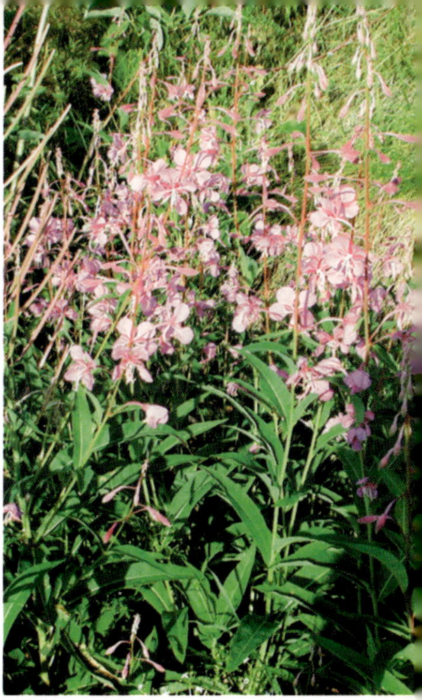
Epilobium angustifolium

Fleurs rouges ou roses à quatre sépales, quatre pétales et huit étamines, fruits en longues capsules étroites en forme de silique à quatre valves contenant des graines surmontées d'aigrette de soies.

Epilobium angustifolium L., le laurier de saint Antoine – ou épilobe à feuilles étroites ou en épis –, est une plante vivace qui pousse dans les régions montagneuses en zone froide et humide. Coupée comme fourrage, elle est très appréciée des vaches. Cette grande épilobe est utilisée (usage validé par la science depuis 2008 en cas d'hypertrophie de la prostate) mais aurait, selon des données ethnologiques non prouvées, des propriétés favorisant le sommeil voire stupéfiantes. C'est *Epilobium parviflorum* ou épilobe à petites fleurs qui est la plus utilisée. L'efficacité des épilobes dans les troubles de la prostate semble prouvée scientifiquement depuis 2008 pour diverses espèces d'épilobe.

Dans les troubles bénins de la prostate : 2 cuillerées à café de petite épilobe *(Epilobium parviflorum)* ; infuser 10 min, boire 3 tasses par jour, à prendre en association avec des capsules d'huile de courge (3 par jour) et des gélules de racine d'ortie (3 par jour).

Fleurs et feuilles sont récoltées de juin à septembre, à la fin de la floraison. La récolte reste une affaire de spécialistes, l'hybridation étant fréquente ; il y a une quinzaine d'espèces d'épilobes en France

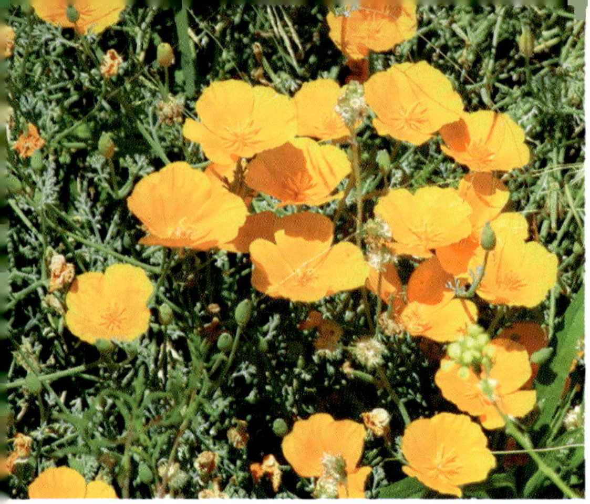

Escholtzia

ou pavot jaune de Californie

Eschscholzia californica Cham., *Papaveraceae*

Troubles du sommeil
Anxiété
Spasmes
Surmenage

Plante de 40 à 50 cm aux tiges dressées puis couchées couvertes de feuilles glauques découpées en fines lanières dont les fleurs jaune orangé vif, solitaires, ressemblent à celles du pavot ; le fruit est une capsule allongée.

Les feuilles et les fleurs sont récoltées de juillet à septembre, puis séchées. La plante est facile à cultiver en plein soleil, sur terre riche et légère

Remède des troubles du sommeil, cette plante est un hypnotique naturel. Elle apporte un sommeil réparateur et paisible, supprime les difficultés d'endormissement, les cauchemars et les réveils nocturnes. Elle est aussi anxiolytique et sédative. Elle permet aux anxieux et aux nerveux de tous âges de retrouver une vie calme, sans stress. Les Indiens de Californie l'utilisaient contre la colique et le mal de dents, et contre les ulcères. Par son activité neurovégétative (de type alphasympathique), antispasmodique et analgésique, elle agit sur certains maux de tête sévères. Elle est indiquée en cas d'énurésie chez les enfants, de névropathie, ou de surmenage nerveux en association avec d'autres plantes sédatives (valériane, houblon, passiflore, mélisse, etc.).

Infuser (10 min) 1 cuillerée à café par tasse ; boire 1 tasse le soir et au coucher. En extrait fluide : 1 à 2 ml le soir dans 1 verre d'eau ; ou 1 à 2 gélules de poudre à 300 mg le soir (75 mg d'extrait sec). En teinture mère : 50 à 75 gouttes le soir.

La plante est riche en alcaloïdes dénués de toxicité sauf sur le glaucome chronique (à angle ouvert) asymptomatique.

Eucalyptus
ou gommier bleu

Eucalyptus globulus Labill. *Myrtaceae*

Toux
Rhume
Bronchites
Sinusites
Nez bouché
Maux de gorge

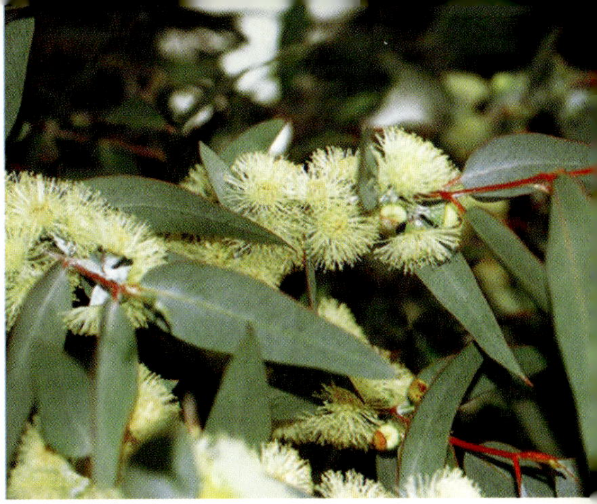
Eucalyptus globulus

Arbre pouvant atteindre 100 m, tronc lisse ; feuilles alternes, odorantes, luisantes, étroites, de couleur vert bleuté, en forme de faucille avec pétiole sur les rameaux âgés ; opposées, ovales sans pétiole et inodores pour les jeunes rameaux. Les fleurs sont blanchâtres, les fruits sont des capsules dures, à 4 loges, à forte odeur aromatique.

La feuille d'eucalyptus est immunostimulante, fébrifuge, hypoglycémiante, antibactérienne, antivirale, antitussive, mucolytique des sécrétions pulmonaires, favorisant ainsi leur évacuation. Utilisée pour prévenir les maladies de la gorge et des bronches, en cas de bronchite aigüe ou chronique, de toux, d'état grippal ou de sinusite.

En inhalation : faire bouillir 50 g de feuilles dans 1 l d'eau pendant 5 min (ou 5 gouttes d'huile essentielle d'*Eucalyptus radiata* Sieber pour les affections ORL des voies respiratoires supérieures). La diffusion dans les pièces d'huile essentielle d'eucalyptus, riche en eucalyptol, permet une bonne prévention de nombreuses maladies hivernales. Décoction-infusion : faire bouillir 25 g de feuilles séchées dans 1 l d'eau pendant 1 min en couvrant, puis laisser infuser 10 min et filtrer). Infusion (faire infuser 25 g de feuilles séchées dans 1 l d'eau bouillante pendant 15 min. En gélules de poudre totale : 1 à 2 g à répartir en trois prises par jour.

Il existe près de 600 espèces d'eucalyptus, originaires d'Australie ; le plus connu est acclimaté sur les rivages méditerranéens. Les feuilles des rameaux âgés sont récoltées en été – quand elles sont le plus riches en huiles essentielles –, puis séchées

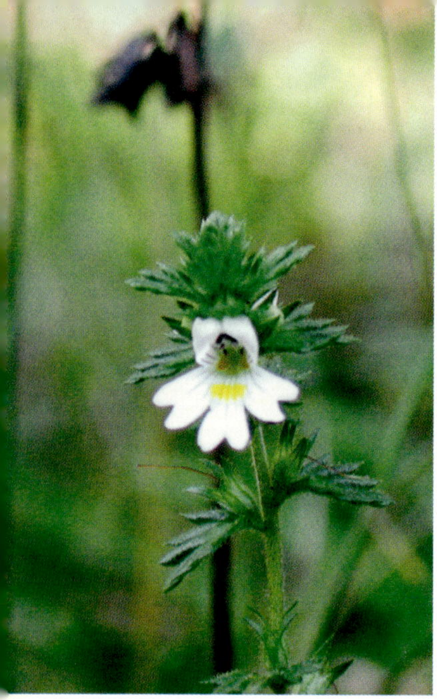

Euphraise

ou casse-lunettes

Euphrasia officinalis L. *Scrophulariaceae*

PLANTE DES VOSGES

Conjonctivite
Larmoiements
Fatigue oculaire
Blépharite
Kératite
Orgelet
Rhume

Plante annuelle de 10 à 30 cm de haut; feuilles aux bords acérées, ovales et sessiles. La fleur est blanche; au fond de la corolle se trouve une tache jaune vers laquelle convergent des lignes de couleur lilas, la lèvre supérieure de la fleur est en forme de casque, la lèvre inférieure est à trois lobes.

Les parties aériennes sont récoltées à la floraison, en juillet-août, dans les prairies et les pâturages où elle est trouvée communément.

Anti-inflammatoire au niveau oculaire (larmoiement, conjonctivites) et dans l'écoulement nasal aqueux.

Infusion: 2 à 3 g de plante 5 à 10 min dans de l'eau bouillante. Une fois l'infusion revenue à température ambiante, en faire un bain oculaire. L'euphraise est utilisé en homéopathie sous forme de collyre, de gouttes et de granules. En cas de rhume: 5 gouttes de teinture mère à boire avec de l'eau, trois fois par jour.

Fenouil

Foeniculum vulgare Mill. *Apiaceae*

La plante du cœur :
Nervosité,
Spasmes,
Régulateur du rythme cardiaque,
Palpitations,
Anxiété,
Insomnie.

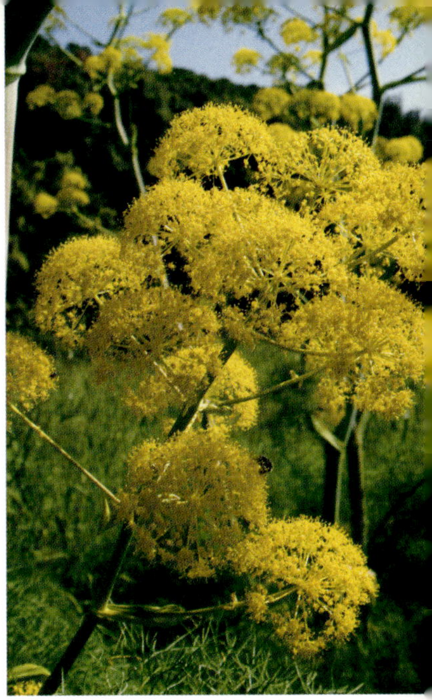

Herbe haute vivace ; les feuilles sont découpées en filaments, les fleurs blanches sont disposées en ombelles. La plante dégage une agréable odeur d'anis. Le fruit jaune verdâtre a cinq côtes saillantes ; la saveur est sucrée. Il existe une variété de fenouil amère assez fréquente à l'état sauvage, mais nettement moins agréable !

Le fenouil est expectorant, diminue les sécrétions bronchiques et les spasmes bronchiques et digestifs d'où son usage traditionnel dans l'asthme et les ballonnements. Il a une action hormonale de type oestrogénique et galactogène.

La récolte des fruits a lieu à maturité de ces derniers vers le mois d'août

Dans les troubles digestifs, les flatulences, pour stimuler la lactation : écraser 1 cuillerée à café de fruits séchés entre les doigts ; infuser à couvert dans 20 cl d'eau ; 3 tasses par jour après les repas ; ou en gélules à 300 mg environ, 1 gélule matin, midi et soir.

L'anéthole (composant de l'huile essentielle) rend la plante toxique à forte dose. L'huile essentielle est soumise à prescription.

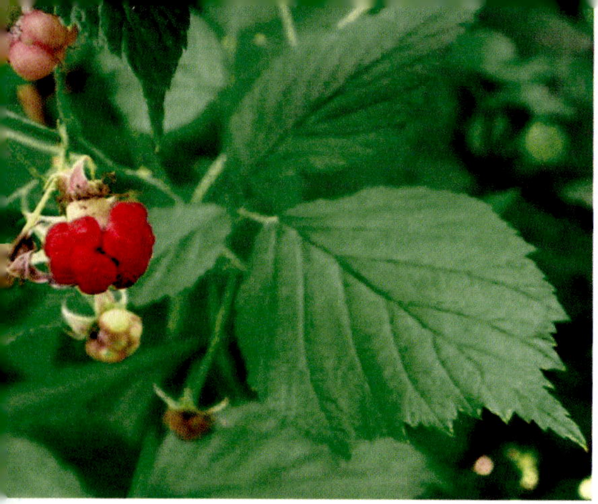

Framboisier

Rubus idaeus L. *Rosaceae*

Règles douloureuses
Stimule la fonction ovarienne
Maux de gorge
Diurétique
Digestive
Diarrhées

PLANTE DES VOSGES

Récolte des feuilles au moment de la floraison en juin.

Arbuste de 1 à 2 m de hauteur aux tiges dressées, naissant à partir de la souche, qui portent des rameaux pourvus d'aiguillons. Feuilles composées de 3 à 5 folioles, stipulées, blanchâtres et finement cotonneuses sur la face inférieure. Fruit composé de nombreuses petites drupes rouges ovoïdes disposées sur un réceptacle convexe ; odeur caractéristique, agréable, saveur acide et sucrée.

Les feuilles ont des propriétés astringente (comme la ronce), laxative et digestive, diurétique ; indiquées dans les règles douloureuses, les affections de la gorge et bronchitiques. Utilisé comme antidiarrhéique et en gargarismes dans les infections buccopharyngées, le framboisier est considéré en phytothérapie clinique comme un régulateur et stimulant de la fonction ovarienne (il stimule la sécrétion à la fois des œstrogènes et de la progestérone), et un régulateur thyroïdien bien que son effet hormonal ne soit pas encore documenté par la science. Il entre dans la composition de nombreuses tisanes de santé.

Diarrhées, règles douloureuses ou pour préparer le travail de l'accouchement : infusion de 1 cuillerée à café de feuilles sèches pour 150 ml d'eau bouillante, laisser infuser 10 min ; trois fois par jour.

L'action fortifiante sur le muscle lisse de l'utérus contre-indique son emploi en tout début de grossesse.

Frêne

Fraxinus excelsior L. *Oleaceae*

PLANTE DES VOSGES

Rétention d'eau
Crises de goutte
Calculs rénaux
Rhumatismes
Œdèmes
Obésité
Fièvre

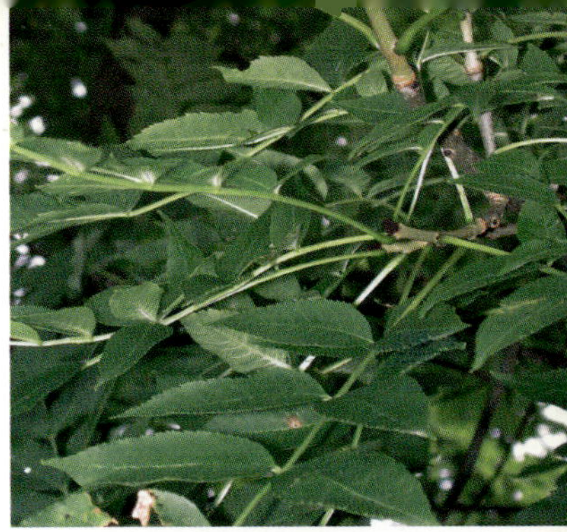

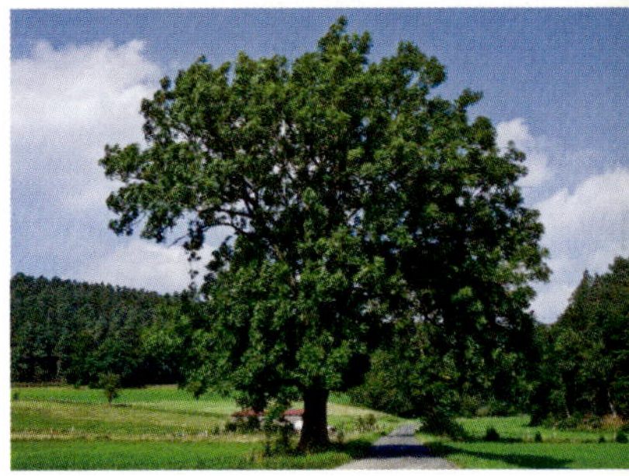

Grand arbre pouvant atteindre 25 m. Le tronc d'écorce lisse, grisâtre, est tout droit. Les feuilles opposées possèdent 9 à 15 folioles dentées. Les fleurs de couleur brune, sans pétales, apparaissent en panicules groupés sur le côté avant les feuilles, vers le mois d'avril ou de mai. Les étamines sont rougeâtres. Le fruit caractéristique est une samare aplatie à une aile contenant une graine unique.

C'est toute la plante qui est utilisée. Effets antirhumatismal, diurétique, sur la fièvre et analgésique. Les moutons broutent l'écorce ou les feuilles comme dépuratif au printemps.

Les feuilles et l'écorce sont récoltées ; les feuilles en juin et juillet, et l'écorce des jeunes branches au printemps.

Pour un effet diurétique, antigoutteux ou antirhumatismal : 10 à 20 g de feuilles séchées pour 1 l d'eau bouillante ; infuser 10 min et boire au cours de la journée. En gélules de 300 mg de poudre de feuilles : 2 gélules trois fois par jour avec 1 grand verre d'eau. Contre la fièvre : 50 gouttes de teinture mère dans 1 verre d'eau, trois fois par jour, ou en décoction de 50 g d'écorce séchée pour 1 l d'eau bouillante, filtrer après 10 min. Fabrication traditionnelle de frênette dans un but dépuratif : infuser 100 g de feuilles dans 2 l d'eau, ajouter 5 kg de sucre, 60 g d'acide tartrique, 75 g de levure fraîche, compléter avec de l'eau, bien agiter ; laisser fermenter 15 jours en tonneau ouvert, puis soutirer et mettre en bouteilles bien bouchées.

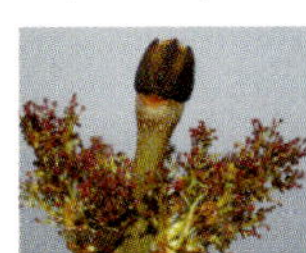

Rhumatologie et douleurs ; métabolisme et nutrition

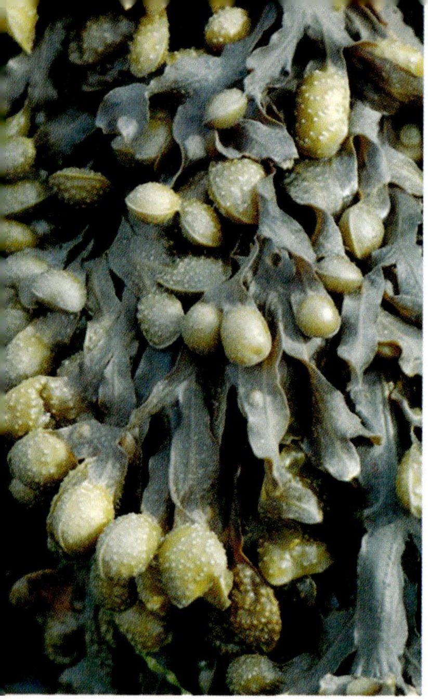

Fucus

Fucus vesiculosus L. *Fucaceae*

Perte de poids
Élasticité cutanée

Algues très courantes des côtes normandes et bretonnes : frondes de 20 cm à 1 m, brun-vert, linéaires à la base, reconnaissables à leurs ramifications portant des bulles pleines de liquide et d'air (vésicules). Thalle à odeur de marée, à saveur mucilagineuse et salée. Riche en alginate de calcium, le fucus est hémostatique et protège la muqueuse de l'estomac. Au Japon, où l'on consomme volontiers des algues, le varech, comestible, fait partie du régime alimentaire.

Le fucus constitue une partie du goémon. La récolte de ces algues a lieu toute l'année sur les rivages de la Manche et de l'Atlantique.

Le fucus, appelé aussi goémon ou varech vésiculeux, est à la fois aliment, remède et gel (en extrait) pour la peau. Remède iodé, il fut utilisé en cas de goitre et pour prévenir la carence en iode.

En cas d'obésité (voie orale) : décoction de 5 min de 2 g/l, boire 1 l par jour, ou sous forme de gélules (400 mg de poudre ou 200 mg d'extrait sec au maximum par jour, à répartir dans la journée). Employé localement en cas de peau sèche, l'extrait d'algues en gels et crèmes renforce l'élasticité de la peau.

Le fucus ne doit pas être employé en cas de dysfonctionnement thyroïdien sans avis médical. Il peut accentuer l'acné. Déconseillé aux femmes enceintes, allaitantes et aux enfants.!

Fumeterre

Fumaria officinalis L. *Fumariaceae*

PLANTE DES VOSGES

Affections hépatobiliaires
Action digestive : apéritive antispasmodique
Action dépurative pour la peau

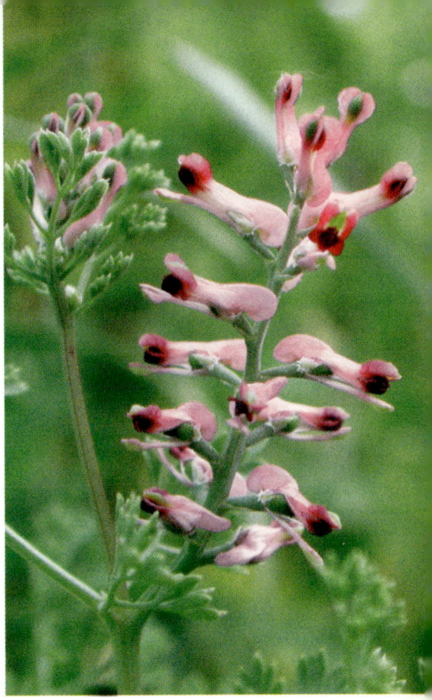

La plante fleurie est récoltée du mois d'avril jusqu'au milieu de l'été.

La fumeterre est une petite plante herbacée commune à feuilles alternes, de couleur gris-vert, évoquant l'empreinte d'une patte de poule (d'où son surnom de « pied géline »). Les fleurs roses tachées de pourpre, réunies en grappe terminales assez lâches, sont petites, tubulaires allongées ; les feuilles sont finement découpées.

Au Moyen Âge, était utilisée pour « désopiler » le foie, nettoyer les humeurs, éclaircir le teint.

Riche en alcaloïdes et autres principes actifs, la fumeterre est dépurative pour la peau, légèrement diurétique et laxative ; apéritive et tonique stomachique, antispasmodique avec action calmante sur le système nerveux, mais elle régule surtout le flux biliaire. La fumeterre est principalement utilisée pour activer ou faciliter les fonctions digestives (digestion difficile d'origine nerveuse, nausées, spasmes digestifs, troubles hépatobiliaires), traiter les « migraines » d'origine hépatobiliaire, et pour drainer les toxines de l'organisme en cas de problèmes de peau : psoriasis, eczéma, dartres, « teint brouillé ».

En infusion : 2 cuillerées à café de sommités fleuries par tasse, laisser infuser 10 min et filtrer, à boire avant les repas ou au moment des crises. En gélules de poudre totale : 1 à 2 g (ou 1 g d'extrait sec) par jour en trois fois. En usage externe : appliquer une compresse d'infusion en cas de psoriasis, eczéma ou dartres, et compléter par l'usage interne.

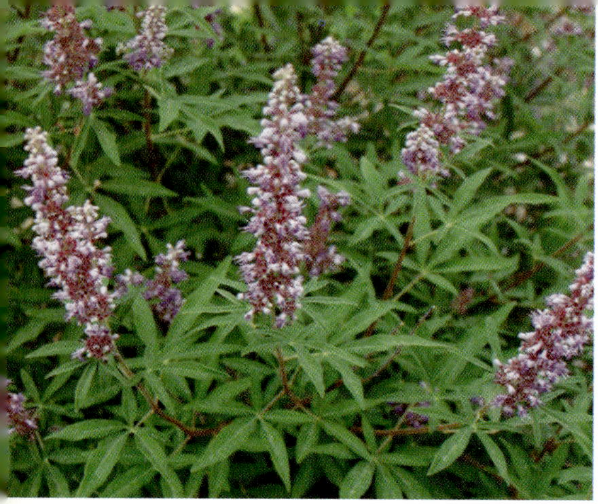

Gattilier

Vitex agnus castus L. *Verbenaceae*

Syndrome prémenstruel
Irrégularités du cycle

Le gattilier, appelé également agneau chaste, est un arbuste méditerranéen à odeur poivrée qui habite les endroits humides.

Les petits fruits rouges noirs, épices jadis, remède hier et aujourd'hui, sont récoltés dès maturité en août et septembre.

Au Moyen Orient, fleurs, feuilles et fruits étaient utilisées pour réprimer la luxure et rendre l'homme chaste comme un agneau. Le gattilier est traditionnellement utilisé dans les règles douloureuses (insuffisance partielle en progestérone entraînant une surcharge en œstrogènes en général) avec tension mammaire, altération de l'humeur, maux de tête. Le gattilier est donc anti-œstrogénique (agit au niveau hypophysaire en maintenant l'activité du corps jaune ovarien qui sécrète la progestérone). La commission de phytothérapie allemande indique le gattilier dans les irrégularités du cycle menstruel (aménorrhée ou absence de règles). Le traitement au gattilier de certaines stérilités, certains fibromes, saignements de la muqueuse utérine ou kystes ovariens, est du ressort médical. Dans les états neurotoniques (diminue les spasmes et l'activité du système sympathique) des adultes et des enfants, notamment en cas de troubles mineurs du sommeil.

1 à 2 gélules par jour avec 1 grand verre d'eau, ou 50 gouttes de teinture mère une à deux fois par jour.

Utilisation sous la surveillance d'un professionnel de la santé. Déconseillé lors de la grossesse et de l'allaitement. Pas d'interférence avec les anticonceptionnels hormonaux. Effet secondaire antiaphrodisiaque.

Gelée royale

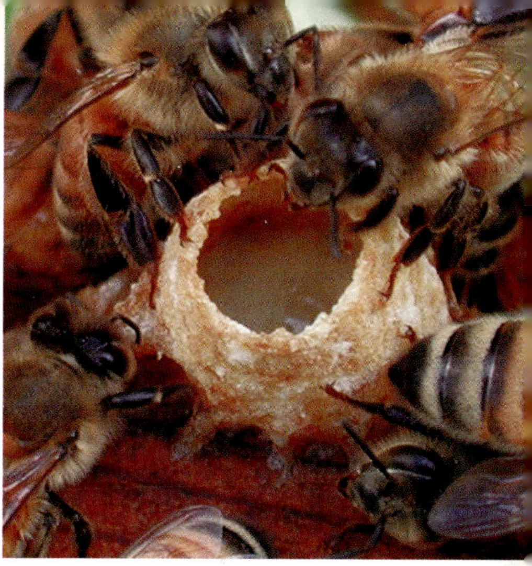

Surmenage
Augmente les défenses immunitaires

La gelée royale constitue la nourriture exclusive de la reine et est donnée aux larves pendant leurs trois premiers jours. C'est un concentré d'éléments vitaux, vitamines, oligoéléments, acides aminés et acides gras essentiels.

Des études sur les animaux et *in vitro* montrent l'activité immunostimulante et immunomodulatrice de la gelée royale, considérée comme une substance adaptogène, c'est-à-dire qui accroît, de manière générale et non spécifique, la résistance de l'organisme aux divers stress qui l'affectent. Les souverains de la Chine antique lui attribuaient longévité, vigueur sexuelle. Utilisée contre la fatigue physique et intellectuelle, le surmenage ; aide les convalescents ; stimule les défenses naturelles, en période de croissance, pour lutter contre le vieillissement, traiter plusieurs symptômes de la ménopause.

Récoltée toute l'année à partir du printemps, elle est sécrétée par les abeilles ouvrières entre le sixième et le douzième jour de leur existence.

Prendre 100 à 250 mg par jour de gelée royale lyophilisée ou 300 à 750 mg de gelée royale fraîche. Traditionnellement, on recommande de prendre la gelée royale avant le repas du matin, pendant quatre à six semaines. Certains auteurs suggèrent de consommer jusqu'à 1,2 g par jour de gelée fraîche (400 mg de gelée lyophilisée) en cas de grande fatigue. La gelée royale se trouve aussi mélangée à du miel ou stabilisée à l'huile de germe de blé.

Risque d'allergie pour les personnes allergiques au miel, au pollen, aux piqûres d'abeille.

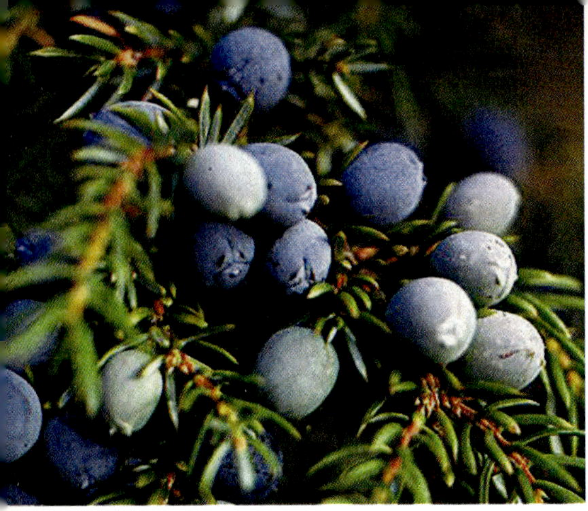

Genévrier

Juniperus communis L.
sensu latu Cupressaceae

PLANTE DES VOSGES

Diurétique
Rhumatismes
Troubles digestifs au niveau de l'estomac
Flatulences
Œdèmes
Troubles musculaires

Arbuste dioïque, touffu, à croissance lente, en montagne jusqu'à 2 000 m, pouvant atteindre 6 m. Feuilles piquantes disposées par groupes de trois, à large rayure plus claire sur la face supérieure. La première année, les cônes femelles donnent des fruits verts qui mûriront la deuxième année et deviendront noirs.

Récolte la troisième année, en octobre-novembre, quand les baies sont noires, bien pleines, luisantes, pesantes. Les étendre en couche mince et remuer pour dissiper toute humidité. Utiliser de préférence les baies les plus récentes, car leur arôme et leurs propriétés s'atténuent avec le temps.

Les baies renferment 0,5 à 2 % d'huile essentielle riche en monoterpènes, et aux principes amers à l'origine de l'activité digestive. En homéopathie, est utilisé comme remède féminin.

Troubles digestifs : crampes, flatulences, ballonnements : 2,5 g de baies (1 cuillerée à café) broyées, infuser 10 min dans 150 ml d'eau bouillante, filtrer, 1 à 3 tasses par jour avant les repas. Troubles urinaires : décoction de 10 g de baies pour 750 ml d'eau bouillante, laisser bouillir 20 min, filtrer, 2 ou 3 tasses par jour. Rhumatismes, tendinites : 3 ou 5 % d'huile essentielle dans une huile végétale de qualité : frictions deux à trois fois par jour.

Éviter les baies pendant la grossesse, en cas d'inflammation des voies urinaires ou d'insuffisance rénale. Respecter une posologie raisonnable et adaptée ; en cas d'usage prolongé, une odeur de violette dans les urines peut apparaître (signe de surdosage par irritation rénale). L'usage ne doit pas excéder 5 à 6 semaines consécutives.

Gentiane jaune

Gentiana lutea L. *Gentianacea*

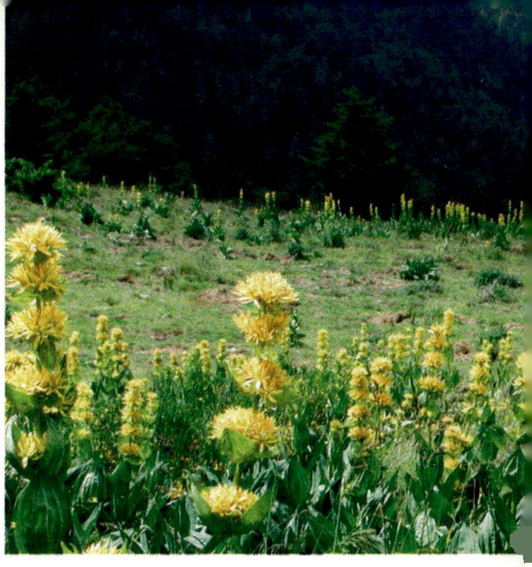

PLANTE DES VOSGES

Cholagogue et cholérétique
Dyspepsies
Tonique amer
Anémie
Convalescence
Fatigue

Plante vivace (0,5 à 1,50 m), entre 300 et 1 800 m d'altitude. Grosse tige dressée, ronde, creuse, sans rameaux. Feuilles elliptiques opposées, glabres, 5 à 7 grosses nervures arquées ; en partie supérieure, creusées en cuvette, portant des groupes serrés et superposés de grandes fleurs jaunes fleurissant en juin-août. Racine grosse, charnue, ramifiée, jusqu'à 1 m de long vivant jusqu'à 60 ans. La plante fleurit après 10 à 20 ans. Un pied peut produire 10 000 graines !

Le rhizome de printemps est récolté pour l'herboristerie, et celui d'été ou d'automne pour les liqueurs apéritives.

Système digestif : appétent, cholagogue, cholérétique, stomachique, tonique amer ; défenses : augmente les leucocytes. L'amertume augmente les sécrétions salivaires et gastriques. Dépurative, fortifiant tonique, pour les dyspepsies, anémie, convalescence, fatigue.

Pour stimuler l'appétit : infusion 15 min de 1/2 cuillerée à café de racine dans 150 ml d'eau bouillante, filtrer et boire chaud avant les repas. Problèmes digestifs : même infusion, à prendre après le repas. Teinture mère : 30 gouttes dans 1 verre d'eau, après les principaux repas.

Contre-indiquée en cas d'ulcère gastroduodénal. Des maux de tête ont été signalés. Risque de confusion entre gentiane (feuilles opposées, sans poils) et vératre blanc, très toxique (feuilles alternes, poilues à la face inférieure, un peu poilues sur le dessus, fleurs blanchâtres le long des rameaux). La racine principale du vératre, de 6 à 8 cm de long, porte de nombreuses racines secondaires ridées, plus petites, portant des restes d'anciennes feuilles.

Digestion et transit ; fatigue et défenses immunitaires

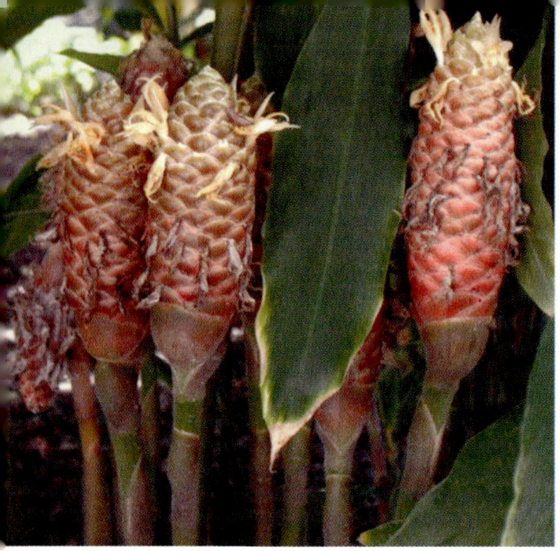

Gingembre

Zingiber officinale Roscoe, *Zingiberaceae*

Fatigue
Nausées
Cholérétique et cholagogue
Anti-inflammatoire
Tonique sexuel

Grande plante herbacée vivace de 1 à 1,50 m de haut (évoquant le glaïeul), qui possède un gros rhizome (à forte odeur aromatique et saveur piquante).

Le rhizome est récolté 9 à 12 mois après la plantation, puis lavé, cuit et séché.

Le rhizome de gingembre contient principalement une huile essentielle à dérivés terpéniques, des principes amers (gingérols) qui auraient une action favorable sur la fertilité masculine en augmentant le volume du sperme et la mobilité des spermatozoïdes. Célèbre en médecine chinoise et ayurvédique (Inde) comme stimulant et aphrodisiaque, le gingembre est stomachique, digestif, tonique ; il active le transit intestinal. Il a une action puissante contre les nausées. Antidouleur, anti-inflammatoire, tonique sexuel. Améliore les digestions difficiles en stimulant le pancréas et la production de bile par le foie et son excrétion par la vésicule. Utilisé aussi dans les états de fatigue en général et les périodes de surmenage, en prévention du mal des transports, comme stimulant en association avec d'autres plantes.

1,5 à 2 g en gélules de poudre (ou 300 à 400 mg d'extrait sec) à prendre avec 1 verre d'eau en deux prises, matin et midi juste avant les repas, ou 0,6 à 1,8 g d'extrait fluide par jour.

Femmes enceintes : se limiter à 2 g de gingembre séché par jour les trois premiers mois de grossesse ; éviter en cas de lithiase biliaire.

Ginkgo

Ginkgo biloba L., *Ginkgoaceae*

Circulation cérébrale
Circulation artérielle
Vertiges
Perte de mémoire
Diminution de l'audition
Tremblements
Maladie de Raynaud

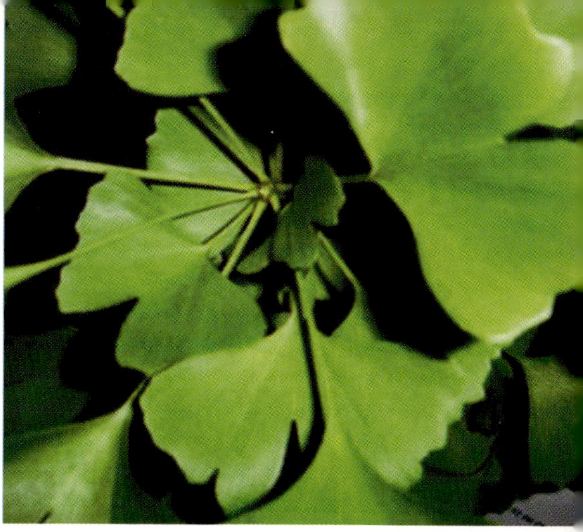

Les feuilles sont récoltées durant tout l'été avant qu'elles ne jaunissent. On les sèche dans des endroits secs et aérés

Magnifique arbre ornemental, très majestueux, à feuilles caduques lisses en forme d'éventail bilobé de couleur vert pâle qui vire au jaune d'or éclatant en automne (d'où son surnom d'« arbre aux mille écus »). Les fruits sont des drupes globuleuses jaunes. Arbre d'origine chinoise, symbole de longévité ; seul végétal ayant survécu à Hiroshima.

La feuille de ginkgo contient essentiellement des flavonoïdes très actifs, qui sont à l'origine de ses importantes propriétés vasculaire et circulatoire. Il stimule la synthèse de dopamine. Favorise et améliore la circulation sanguine artérielle (avec tremblements et difficultés à la marche), veineuse et capillaire (maladie de Raynaud). Antiradicalaire permettant de lutter contre le vieillissement en général et la sénescence en particulier. Utilisé traditionnellement dans les troubles de la circulation cérébrale, troubles circulatoires artériels, troubles de la mémoire, vertiges et troubles de l'équilibre, bourdonnements et sifflements d'oreille, baisse de l'audition.

1 g par jour de gélules de poudre de plante (ou 200 mg d'extrait sec) en trois prises. Ou en extrait fluide : 1 cuillerée à café le matin.

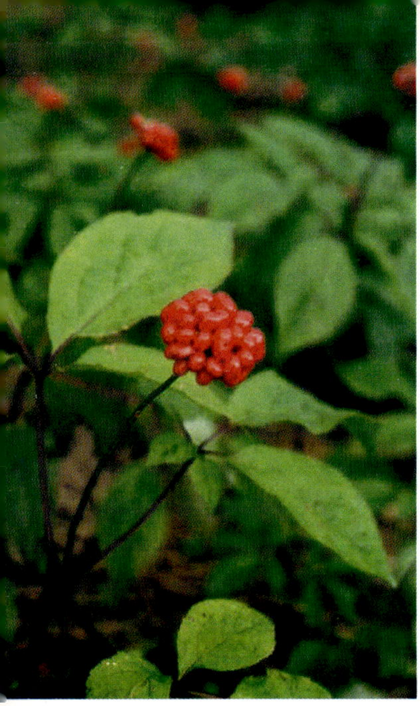

Ginseng

Panax ginseng C. A. Meyer, *Araliaceae*

Tonique
Adaptogène (antistress)
Mémoire
Excès de cholestérol
Triglycérides
Diabète
Douleurs musculaires
Fatigue physique ou intellectuelle

Le ginseng, ou fleur de vie, est une panacée en médecine chinoise ; son nom signifie « homme racine ». Plante herbacée vivace à tige dressée simple de 30 à 80 cm, grosse racine plutôt cylindrique, de couleur blanc jaunâtre à cassure blanche. La racine principale est pivotante, à forme humaine ; ébouillantée, elle devient rouge.

Abondamment cultivé en Corée ; sa racine est prélevée en septembre-octobre, sur des plants de 4 à 6 ans d'âge

Il existe de nombreuses variétés différentes (la concentration de principes actifs est donc variable). En médecine chinoise, il est employé à fortes doses dans certaines situations d'urgence comme le collapsus cardiaque, et dans des formules complexes. En Occident, il est considéré comme antifatigue et adaptogène (antistress), activateur de l'activité cérébrale, il favorise la mémorisation ; régulateur de la tension artérielle ; adjuvant en cas d'excès de cholestérol ou triglycérides, de diabète, stimulant de la sécrétion de corticoïdes surrénaliens et œstrogène-*like* ; stimulant la spermatogénèse. Il permet une meilleure adaptation à l'effort, diminue la sensation de fatigue et les douleurs musculaires (meilleure oxygénation).

En cas de stress, de fatigue ou de surmenage, pour améliorer les performances physiques ou intellectuelles, la posologie conseillée est de 800 à 1 500 mg par jour en gélules de poudre (ou 200 mg d'extrait sec). Existe sous d'autres formes, comme les ampoules buvables.

Fatigue et défenses immunitaires ; métabolisme et nutrition ; rhumatologie et douleurs

Guarana

Paullinia cupana Kunth, *Sapindaceae*

Stimulant
Favorise la perte de poids

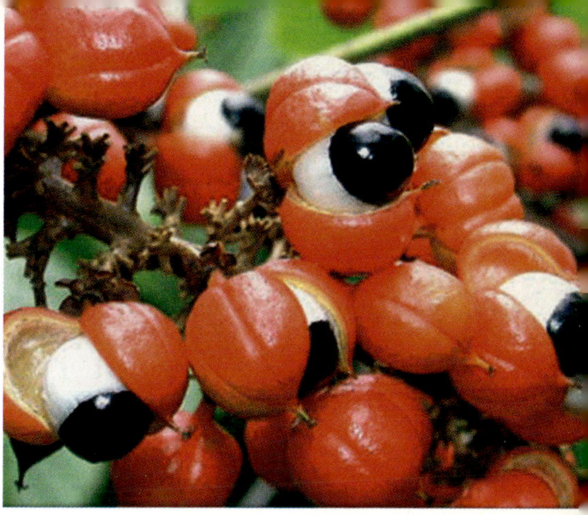

Les fruits sont récoltés en septembre et séchés au soleil. Puis on en retire les graines qui sont légèrement torréfiées.

Plante grimpante du bassin amazonien portant des fleurs verdâtres et des fruits rouge vif à graine noire entourée d'une peau rouge apparente lui donnant l'aspect d'un œil. Son fruit très concentré en caféine, que les Brésiliens appellent *guaraína,* a le plus haut taux de caféine au monde. Il contient aussi d'autres alcaloïdes, des tanins, mucilages, sels minéraux, vitamines et oligoéléments.

Psychotrope stimulant des Indiens Tupi guaranis, il servait comme tonique, antidiarrhéique et antinévralgique. Stimule le système nerveux central, augmente la tension artérielle et soulage un mal de tête résultant d'une mauvaise circulation sanguine périphérique. Associé à d'autres plantes, comme des extraits de thé, il augmente l'activité métabolique, la dépense de calories et ainsi la perte de poids.

1 tasse de café (250 ml) apporte 75 à 180 mg de caféine, les extraits de guarana jusqu'à 250 mg de caféine par dose (bien lire les étiquettes !). Il existe de nombreuses interactions et effets secondaires, liés à la présence de caféine. Posologie : 1,5 g de gélules de plante par jour (ou 400 à 800 mg en extrait sec) en trois prises, dans les régimes amaigrissants, ou plus si asthénie et fatigue (sous contrôle médical). En cas de diarrhée : 2 cuillerées à café rases pour 25 cl d'eau bouillante, laisser infuser 15 min, boire 2 tasses.

À dose trop élevée : tachycardie, nausées, insomnie, tremblements…

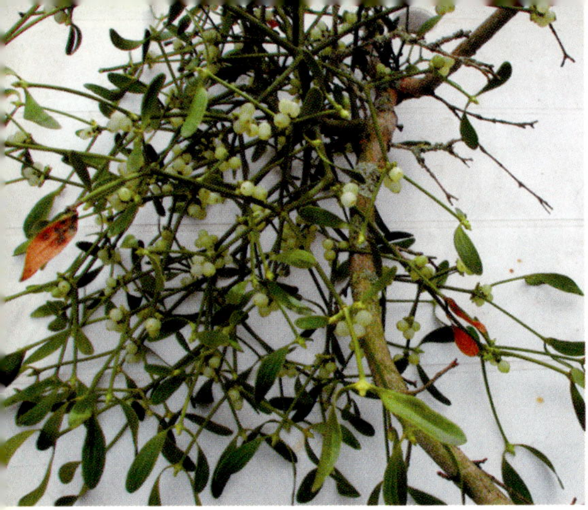

Gui

Viscum album L. *Viscaceae*

Hypertension artérielle
(sous contrôle médical)
Céphalées

PLANTE DES VOSGES

Plante parasite de différents arbres et toujours verte. Elle forme ses fruits en hiver.

Les feuilles et tigettes sont récoltées en août-septembre avant la formation des fruits.

La plante contient des viscotoxines et lectines qui ont une action immunostimulante et permettent une utilisation en cancérologie, sous contrôle médical exclusivement. Les feuilles contiennent des polyphénols et diverses autres substances leur conférant ensemble une action hypotensive. Inscrite sur la liste des plantes utilisables dans certaines maladies dégénératives et inflammatoires ou dans les tumeurs malignes en Allemagne (Commission E). Pendant des décennies elle fut utilisée par le Dr Weiss, membre de cette commission gouvernementale, pour traiter l'hypertension artérielle et ses symptômes subjectifs tels que céphalées, vertiges, baisse des performances ou irritabilité, sous forme de tisane associant le gui, l'aubépine pour favoriser la circulation coronarienne et la mélisse pour son action cardiosédative selon Fintelmann.

Bien que non inscrite – par prudence – en France ou en Allemagne sur la liste des plantes recommandées pour l'hypertension artérielle, elle reste utilisée sous contrôle médical en tisane, teinture mère, gélule d'extrait sec ou macérat glycériné.

Plante remarquablement utile, mais à n'utiliser que sur avis médical. Les baies sont toxiques.

Guimauve

Althaea officinalis L. *Malvaceae*

Toux sèche
Gastrite
« Côlon irritable »

PLANTE DES VOSGES

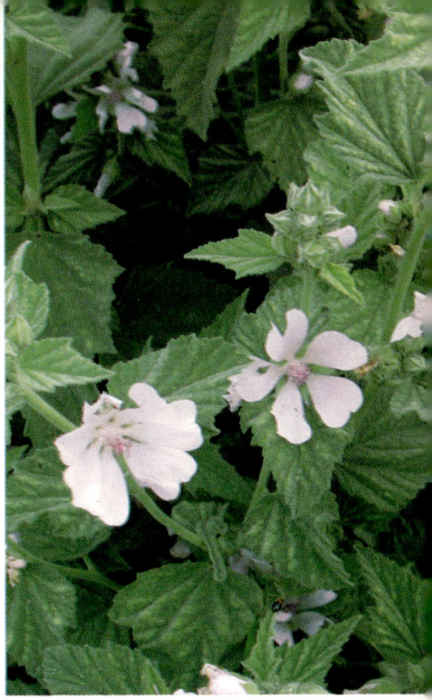

Plante atteignant 1,50 m, à tige robuste et couverte de poils mous, elle est proche de la rose trémière *(Althaea rosea)*, et présente des fleurs comparables, typiques de la famille des mauves. En général, elle est cultivée.

Depuis les gommes de guimauve jusqu'aux gélules de plante, cette plante tout « en douceur » calme les inflammations (de l'arbre respiratoire, de l'estomac, du côlon). Toute la plante est riche en mucilages uroniques (20 %), donnant aux fleurs, feuilles et racines des propriétés émolliente, légèrement laxative, antitussive. Elle est indiquée en cas de toux sèche, irritative et spasmodique liée à la laryngite, trachéite ou bronchite et d'inflammations digestives. La racine fait partie des espèces pectorales.

La racine est récoltée à l'automne, lors de la deuxième année après la plantation. Les fleurs fraîches peuvent être récoltées en été pour des infusions.

Infusion de 10 g de racines séchées pour 1 l, infuser 10 min ; ou macération de 30 g de racines coupées en petits morceaux pendant 1 ou 2 h, puis chauffer à feu doux jusqu'à 50 °C environ.

La guimauve peut devenir toxique en présence d'alcool, de fer ou de tanins qui précipitent les mucilages : il est donc conseillé de ne pas l'utiliser avec d'autres médications, car elle peut modifier leur absorption.

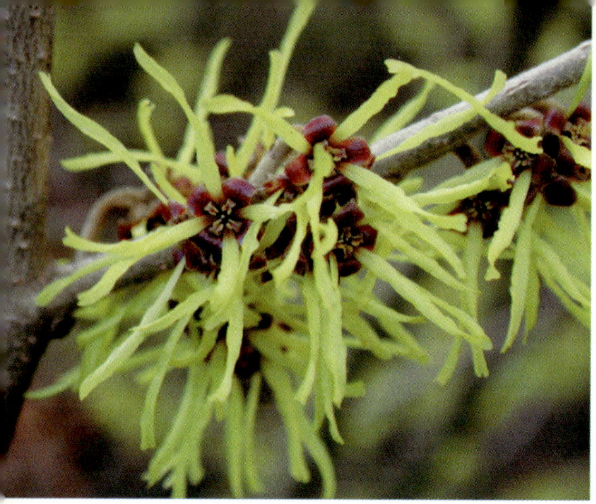

Hamamélis

Hamamelis virginiana L., *Hamamelidaceae*

Insuffisance veineuse
Hémorroïdes

L'hamamélis, ou noisetier des sorcières, était pour les Amérindiens autant un remède qu'un ornement. Originaire de la côte est de l'Amérique du Nord, cet arbuste ou petit arbre de 2 à 7 m ressemble au noisetier. Les fleurs à 4 pétales en forme de languettes jaunes s'épanouissent à la chute des feuilles, en plein hiver, de manière éclatante.

La récolte des feuilles a lieu au cours de l'été, avant leur brunissement.

Introduit en Europe en 1736, il possède une grande action sur le système circulatoire à la fois capillaire (tonique, protecteur ; il diminue la perméabilité et augmente la résistance en évitant l'éclatement des petits vaisseaux sous la peau) et veineux (tonique et vasoconstricteur en resserrant les vaisseaux pour régulariser le retour veineux). Indiqué pour les jambes lourdes, les œdèmes des membres inférieurs, les varices, les hémorroïdes, séquelles de phlébite, la fragilité capillaire et ses conséquences (le purpura sous la forme de pétéchie, l'ecchymose spontanée, la couperose).

En gélules de plante : 1 à 2 g de poudre de plante (ou 400 mg d'extrait sec) en trois fois par jour ; ou sous forme de décoction (bouillir 20 g de feuilles pour 1 l pendant 3 min, et filtrer) ou d'infusion (10 g de feuilles pour 1 l, 15 min, et filtrer) ; ou en extrait fluide : 2 à 6 g (voire 10 g, soit environ 2 cuillerées à café) par jour. En teinture mère : 50 à 100 gouttes par jour dans 1 verre d'eau. En voie externe, il peut entrer dans la composition d'un gel ou d'une crème à appliquer une à deux fois par jour.

Harpagophytum

Harpagophytum procumbens (Burch.) DC. ex Meisn. *Pedaliaceae*

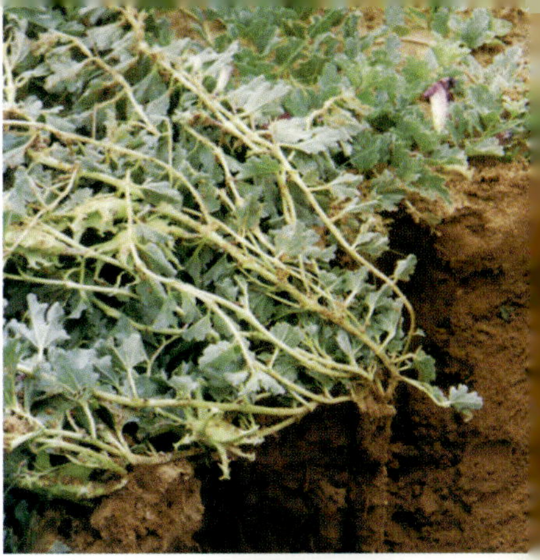

Arthrite
Arthrose
Goutte
Douleurs inflammatoires
Tendinite
Douleurs articulaires
Cholestérol
Manque d'appétit
Dyspepsie

Plante herbacée, la racine principale va jusqu'à 1 m de profondeur ; racines latérales en forme de gros tubercules. Fleurs solitaires, tubulaires de 4 à 6 cm, à l'aisselle des feuilles, d'abord rose pâle puis légèrement rouge violet. Fruits ligneux, de 10 à 20 cm, reposant directement sur le sol, garnis d'aiguillons crochus, acérés en forme de grappin, longs de 5 à 8 cm.

La racine secondaire est anti-inflammatoire, antirhumatismale ; elle diminue le cholestérol et combat la goutte. Effets anti-inflammatoires rapides, l'efficacité complète demande 3 semaines de traitement minimum. Si manque d'appétit, dyspepsie, troubles dégénératifs du système locomoteur (squelette, muscles, articulations) ; lutte contre un état douloureux, inflammatoire, spasmodique : arthrite, arthrose, lumbago, tendinite, bursite, synovite, entorse, goutte.

Poudre totale en gélules : 1 à 6 g en traitement d'attaque avec 1 verre d'eau en trois prises au moment des repas ; ou en extrait fluide, 1 à 3 cuillerées à café par jour dans 1 grand verre d'eau.

Suivre le traitement si possible 2 à 3 mois. Effets secondaires rares : gastro-intestinaux, allergie. Contre-indication : grossesse, allaitement ; ulcères gastro-intestinaux ; allergie. Interaction possible avec d'autres médicaments.

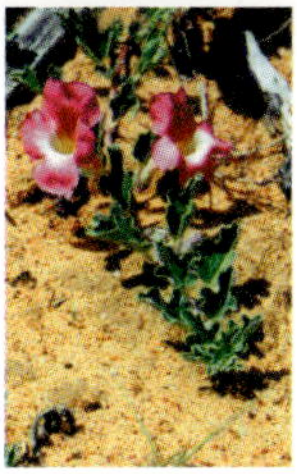

L'essentiel des centaines de tonnes de racines de « griffe du diable » vendues annuellement dans le monde provient de plantes sauvages, mais des fabricants européens cherchent à cultiver cette plante (l'une des plus vendues au monde) dans le désert du Kalahari (Afrique du Sud).

Rhumatologie et douleurs ; métabolisme et nutrition

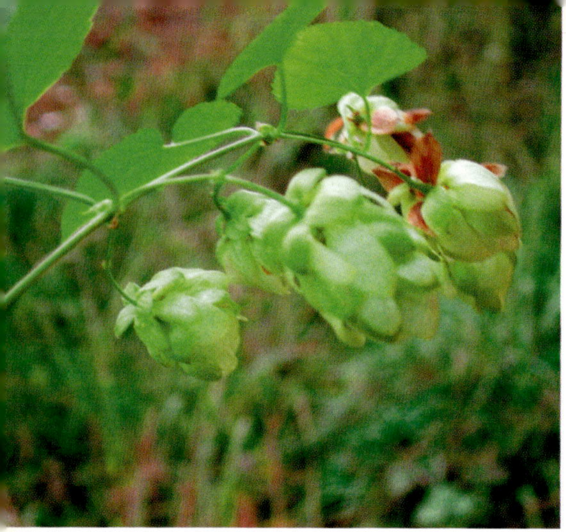

Houblon

Humulus lupulus L. *Cannabaceae*

Insomnie
Apéritif

PLANTE DES VOSGES

Plante grimpante et vivace, à tige volubile de 5 à 6 m de longueur, et aux feuilles opposées palmées divisées en 3 ou 5 lobes aigus et dentés. Les fleurs femelles se présentent en cônes ovoïdes jaune pâle pendants en grappes lâches.

Les cônes (inflorescences femelles) sont récoltés à la fin de l'été.

La lupulone et l'humulone (principes amers) sont à l'origine de l'activité sédative et anti-excitative, d'où son utilisation lors d'insomnies d'origine nerveuse ou de stress. Le houblon contient de la hopéine, à activité œstrogénique, d'où son utilisation dans les insomnies liées au cycle menstruel ou dans l'hyperexcitabilité de la ménopause, et de l'humulone, ralentissant la destruction osseuse et donc indiqué dans l'ostéoporose en complément.

Insomnie : 10 g de cônes pour 25 cl d'eau bouillante, laisser infuser 10 min, filtrer, boire au coucher, éventuellement sucré avec du miel. Des gélules à 300 mg peuvent être prises au dîner et au coucher, à raison de 2 gélules pour les adultes, 1 pour les enfants. Apéritif, tonique ou stomachique : boire avant les repas un verre de cette infusion bien sucrée, les amers auront l'effet attendu. Troubles nerveux : un bain de 15 à 20 min avec une infusion de houblon (même préparation que ci-dessus) apaisera. L'utilisation d'un oreiller de cônes de houblon peut être envisagée.

Certaines données expérimentales évoquent une toxicité des principes amers. Un effet de somnolence a été constaté lors de la cueillette (surtout manuelle) et dans les brasseries, selon le temps de contact.

Houx

Ilex aquifolium L. *Aquifoliaceae*

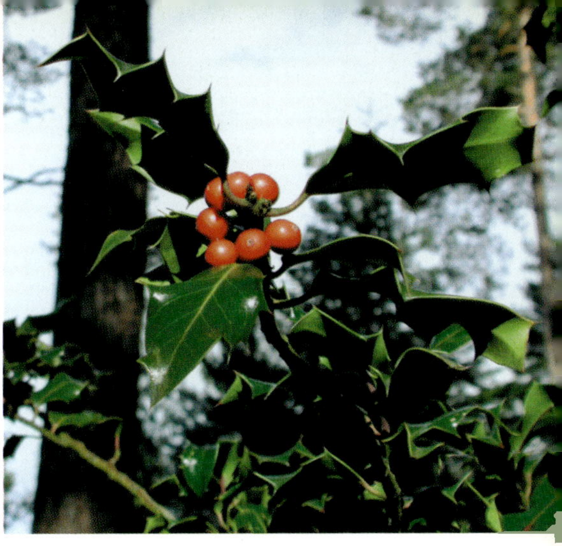

Fébrifuge
Laxatif

PLANTE DES VOSGES

Arbrisseau, parfois même arbre pouvant atteindre 8 à 10 m de hauteur. Feuilles luisantes, épineuses, vert foncé persistant en hiver. La floraison a lieu en mai-juin, les fruits sont des baies rouges, plus rarement jaunes, mûres en automne.

Les feuilles ont des propriétés fébrifuge, tonique, stomachique et antispasmodique.

Les feuilles sont disponibles toute l'année.

La plante n'est plus utilisée qu'en médecine populaire dans les campagnes : 40 g de feuilles sèches pour 1 l d'eau, saisir à froid (c'est-à-dire mettre les feuilles à macérer dans l'eau froide) pendant 20 h et infuser 10 min ; boire au cours de la journée.

Seuls les fruits sont purgatifs. Les baies ont une action laxative, provoquant coliques, nausées, vomissements chez l'adulte ; chez l'enfant, l'ingestion de plus de dix fruits a provoqué des gastroentérites aigües, avec déshydratation, pouvant aller jusqu'au collapsus et à la mort.

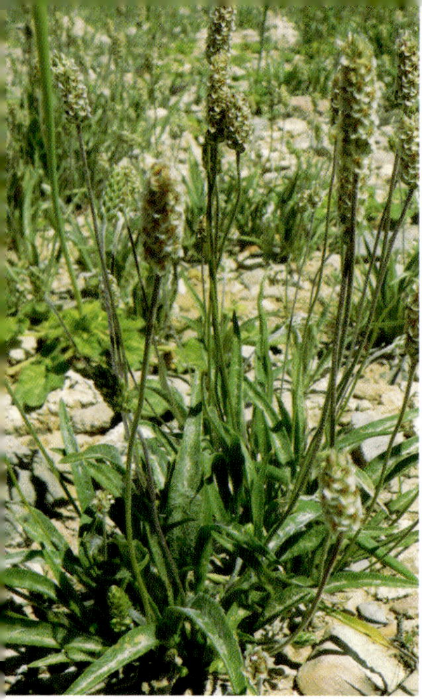

Ispaghul
ou psyllium de l'Inde

Plantago ovata Forsk. *Plantaginaceae*

Constipation

Dans les textes médicaux ayurvédiques et unanis, plante de la constipation et de la dysenterie amibienne. Acclimaté dans nos régions tempérées, il est originaire d'Inde et du Pakistan : plante herbacée aux feuilles étroites, ressemblant à nos plantains d'Europe, aux fruits à graines rosées, ovales, à bords en relief.

La graine est récoltée à maturité pendant tout l'été, les fruits sont battus et les graines séchées au soleil.

La graine et son tégument riche en mucilages et en huile à acide linolénique (oméga-3) en font un laxatif mécanique. Ses mucilages augmentent (en formant un gel de haute viscosité) le bol fécal, facilitant par là son évacuation sans irritation du côlon. On peut l'utiliser sur des périodes plus longues ; de plus, en tapissant l'intestin, il le protège. La formation dans l'estomac d'un gel lui donne un effet coupe-faim intéressant dans le cadre d'un régime amincissant. Ce pansement protecteur présente en outre l'avantage d'emprisonner les sels biliaires qui seront éliminés dans les selles et non réabsorbés, obligeant le foie d'en fabriquer de nouveaux à partir du cholestérol en circulation qui, s'il est trop élevé, aura ainsi tendance à diminuer.

Pour l'effet coupe-faim ou contre la constipation, prendre 1 à 6 g de poudre en gélules par jour (en trois prises) au moment des repas avec 1 grand verre d'eau.

Peut provoquer un léger ballonnement intestinal sans gravité. Il faut éviter d'utiliser tout laxatif de manière prolongée, ou en cas de douleurs abdominales de cause inconnue, et toujours veiller à avoir une alimentation riche en fibres.

Lamier blanc

Lamium album L. *Lamiaceae*

Diarrhées
Hémorragies
Flatulences
Règles douloureuses
Leucorrhée
Métrorragie
Troubles urinaires

PLANTE DES VOSGES

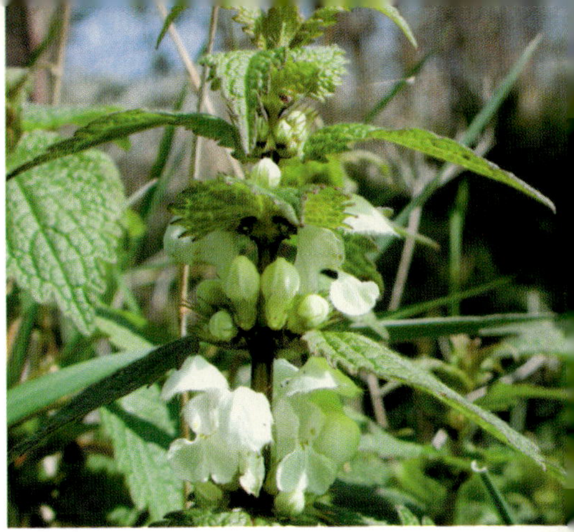

Plante herbacée vivace de 35 cm de hauteur, tige creuse, carrée, velue. Feuilles dentelées, fleurs blanches en couronne à l'aisselle des feuilles. Le lamier blanc, également appelé « ortie blanche », peut être confondu avec l'ortie avant la floraison, mais fait partie de la famille des *Lamiaceae* (comme le thym ou la lavande), et non des *Urticaceae*, comme ses fleurs le rappellent.

Les fleurs et la partie aérienne sont récoltées en avril-mai.

Activité importante des feuilles et surtout des fleurs en infusion dans les cas suivants : diarrhées, métrorragies, hémoptysies (activité hormonale) et hémorragies ; pertes blanches (leucorrhées atoniques) et règles douloureuses ; affections catarrhales. Ces usages restent traditionnels, sans risque connu. Des études plus récentes montrent une activité anti-inflammatoire dans les troubles urinaires ou digestifs (diarrhée, flatulences).

Infusion : 2 cuillerées à café de fleurs séchées pour 15 cl d'eau bouillante, laisser infuser 5 min. La même préparation peut servir dans les inflammations de la peau et des muqueuses, par exemple en injection vaginale (une à deux fois par jour). Une gélule à 300 mg environ au moment des trois repas aura un effet dépuratif.

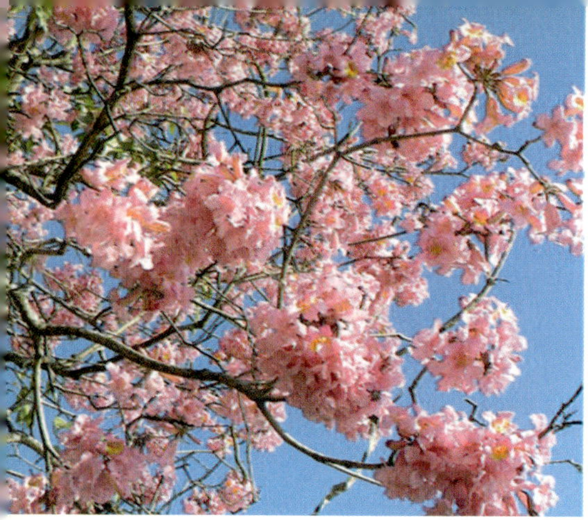

Lapacho

ou Ipe roxo au Brésil

Tecoma curialis Saldanha ou *Tabebuia heptaphylla* (Vell.) *Toledo Bignoniaceae*

Stimulant de l'immunité
Anti-inflammatoire
Antiseptique
Tonifiant
Fluidifiant sanguin

L'aubier (intérieur de l'écorce) du lapacho, grand arbre tropical originaire de la jungle d'Amérique du Sud, est récolté toute l'année, puis réduit en fines lamelles. Deux espèces voisines de Tecoma curialis sont utilisées.

Arbre sacré et arbre de vie des médecins incas, le lapacho – ou encore pau d'arco (« arc de chasse ») – est très riche en sels minéraux et oligoéléments. Il fut découvert par les Indiens kallawaya (guérisseurs itinérants des Andes). C'est le seul arbre de ces régions immunisé contre les infections à champignons ; c'est pourquoi on l'utilise avec succès pour des infections fongiques *(Candida albicans)*, parasitaires, bactériennes et virales en cas de gastroentérites, d'infections respiratoires et cutanées. On l'utilisait jadis comme antidote aux morsures de serpents ou piqûres d'insecte, comme antidouleur (rhumatismes) et laxatif. L'écorce contient des tanins, des flavonoïdes et des coumarines qui en font un stimulant circulatoire. Certains composants purifiés sont étudiés contre le cancer et d'autres maladies graves. Indications actuelles : pour ses propriétés antioxydante, stimulante de l'immunité, dans les troubles circulatoires (fluidifiant), antianémique et tonifiante.

1 à 6 gélules de 500 mg par jour avec beaucoup d'eau. Ou chauffer à feu doux puis cuire 5 min une cuillerée à soupe de lapacho bien pleine dans 1/2 à 3/4 l d'eau froide, infuser 15 min et filtrer.

Pris en très grande quantité, il peut occasionner des nausées et des vomissements. Contre-indications : prise d'anticoagulants car cette plante contient déjà des coumarines.

Lavandes

Lavandula sp. Lamiaceae

Nervosité
Stress
Troubles du sommeil
Problèmes circulatoires
Infections cutanées
Piqûres d'insecte

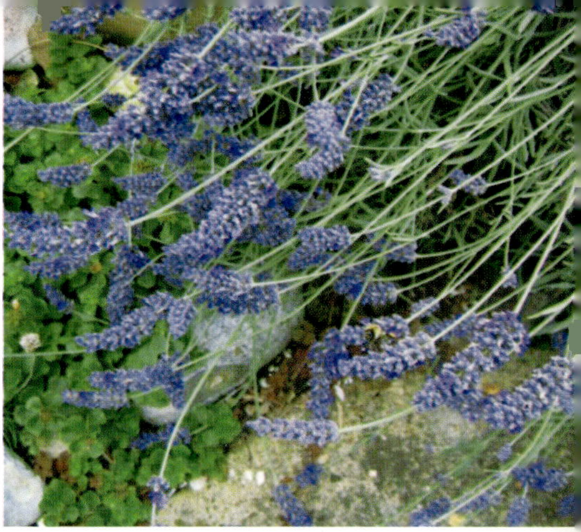

La récolte des fleurs a lieu avant la fin de la floraison, en juillet-août.

Plante utilisée sporadiquement dans les Vosges, sous-arbrisseau buissonnant pouvant atteindre 30 à 60 cm. Rameaux dressés, ramifiés, touffus. Feuilles étroites rigides, de couleur vert cendré ; fleurs bleues en épi ; le fruit est un akène à graine unique.

L'huile essentielle de *Lavandula* est remarquable sur les brûlures, érythèmes fessiers, piqûres d'insectes, coups de soleil. Il existe diverses espèces de lavandes, aux propriétés légèrement différentes. En infusion, la lavande officinale est active sur les troubles du sommeil et la nervosité, sur les affections fonctionnelles de l'appareil digestif (d'origine nerveuse et météorisme).

Infusion : 5 g de fleurs pour 1 l d'eau, laisser infuser à couvert 5 min, boire 3 à 4 tasses par jour en cas de nervosité ; pour favoriser le sommeil, boire une tasse au coucher. En usage externe : pour les problèmes circulatoires, en bain à raison de 20 à 100 g de fleurs pour 20 l d'eau tiède. L'huile essentielle pure est utilisée sur les poignets ou le plexus solaire en cas de nervosité chez les enfants (1 à 2 gouttes 1 à 2 fois par jour) ou sur les plaies et brûlures (idem).

Éviter l'huile essentielle chez la femme enceinte ou allaitante.

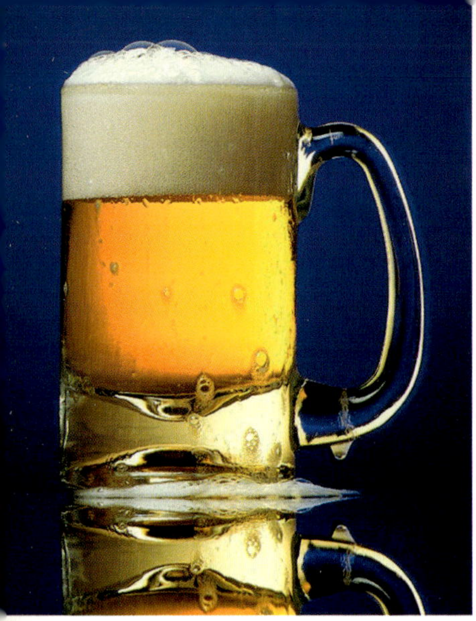

Levure de bière
active ou revivifiable

Saccharomyces cerevisiae

Fatigue et déprime post-accouchement
Flore intestinale
Diarrhée
Acné
Furonculose
Peau sèche
Phanères

Elle est produite aujourd'hui dans des appareils à fermentation.

Champignon microscopique qui permet la fabrication de la bière et se trouve sur la peau de certains fruits. Très riche en vitamines (surtout du groupe B; la vitamine B1 est essentielle au métabolisme des glucides et lipides), minéraux, oligoéléments et acides aminés essentiels, contient 46 % de protéines de très bonne qualité.

Elle était recommandée aux femmes venant d'accoucher pour combattre fatigue et déprime associées à cette période. Aujourd'hui, elle est utilisée dans l'acné et la furonculose (activité immunostimulante et antibactérienne contre les staphylocoques), la perte d'appétit et la fatigue, en cas de peau sèche et terne, d'ongles et cheveux cassants: la présence d'acides nucléiques du noyau des levures aurait un effet « rajeunissant » sur les cellules, et expliquerait la sensation de bien-être et l'augmentation du « niveau d'énergie ». Elle régule la fonction intestinale en cas de diarrhée et en accompagnement de traitements antibiotiques. Utilisable chez la femme enceinte et après l'accouchement.

Posologie: 1,5 g de levures (en paillettes, poudre ou gélules) par jour en trois fois, avant ou entre les repas.

Lierre grimpant

Hedera helix L. *Araliaceae*

Toux
Bronchite
Amincissant local

PLANTE DES VOSGES

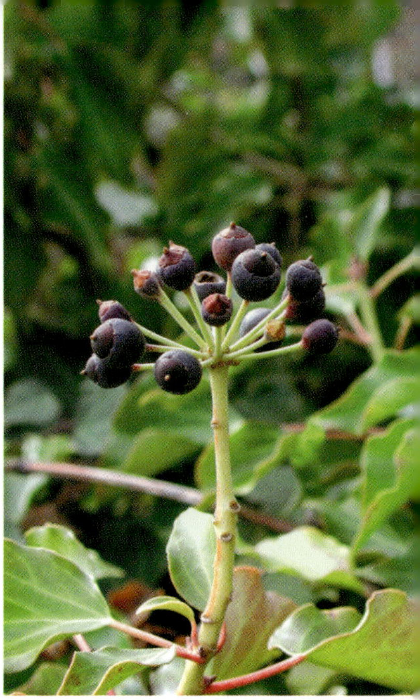

Plante grimpante pouvant atteindre 20 m, qui se fixe aux arbres ou aux murs par des racines adventives formant des crampons. Feuilles persistantes, coriaces, d'un vert intense. Sur les branches sans fleurs, les feuilles sont lobées, en éventail, à nervures blanche ; sur celles qui portent des fleurs, elles sont entières à lancéolées. Fleurs d'un vert clair ; fruits passant de vert clair à un bleu proche du noir à maturité.

Les saponosides ont des propriétés antispasmodique et antibactérienne (efficaces dans les traitements des toux coqueluchoïdes), antimycotique mais aussi hémolytique, d'où un risque de toxicité à des doses excessives. Les baies sont considérées comme toxiques (douleurs digestives avec vomissements, troubles nerveux ou respiratoires par ingestion de quelques baies) ; ces informations proviennent de textes anciens sans description clinique bien étayée.

Les feuilles sont récoltées en août-septembre avant la floraison.

En cas de toux, de bronchite aigüe bénigne : boire deux fois par jour, au moment des repas, 1 tasse d'infusion préparée avec 1 feuille de lierre à faire infuser 5 min avec 20 feuilles de ronce dans de l'eau bouillante, puis filtrer. Préférer aujourd'hui les spécialités dosées du lierre grimpant.

Vue la propriété hémolytique, l'emploi sera limité à une faible dose et sous surveillance médicale. Des dermatites de contact ont été signalées lors de la récolte et de la préparation.

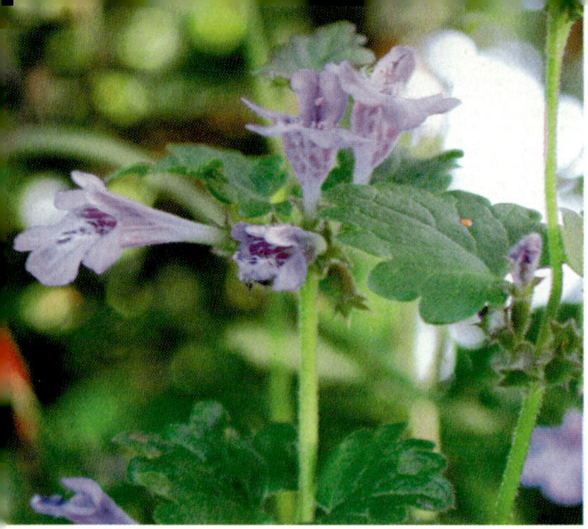

Lierre terrestre

Glechoma hederacea L. *Lamiaceae*

Diarrhée
Affections ORL
Toux
Bronchite
Soin de plaies
Cicatrisant

PLANTE DES VOSGES

La plante entière, les fleurs ou les feuilles seules sont récoltées en mai.

Petite plante herbacée aux tiges rampantes, adhérant au sol par des racines développées à chaque nœud. Ces tiges ont des rejets couchés pouvant atteindre 1 m de long et des rameaux dressés de 5 à 25 cm portant des fleurs couleur violet clair, par 2 ou 5 à la naissance de chaque paire de feuilles. Ces fleurs apparaissent de mars à juin et parfois encore en automne. Les feuilles opposées deux à deux, vert foncé, en forme de rein, sont bordées de grosses dents arrondies elles aussi. La plante a une odeur aromatique et une saveur amère. Quelques fleurs peuvent être ajoutées à une salade.

Par ses tanins, le lierre terrestre combat les diarrhées ; effet cicatrisant. Propriété expectorante par la marrubine.

En cas de bronchite : 10 à 25 g de sommités fleuries pour 1 l d'eau bouillante, laisser infuser 10 min et boire 4 à 5 tasses par jour. Ou préparer un sirop en faisant infuser la plante de la même manière, puis ajouter 1700 g de sucre pour 1 l d'infusion. Prendre 3 à 4 cuillerées à soupe de sirop par jour pour un adulte. Pour des plaies, appliquer l'infusion ou des feuilles hachées ou écrasées directement sur la plaie.

Lithotame
ou lithothamne

Phymatolithon calcareum (Pall.) W. H. Adey & D. L. McKibbin (anciennement *Lithothamnium calcareum*) *Corallinaceae*

Ostéoporose
Excès d'acides au niveau gastrique

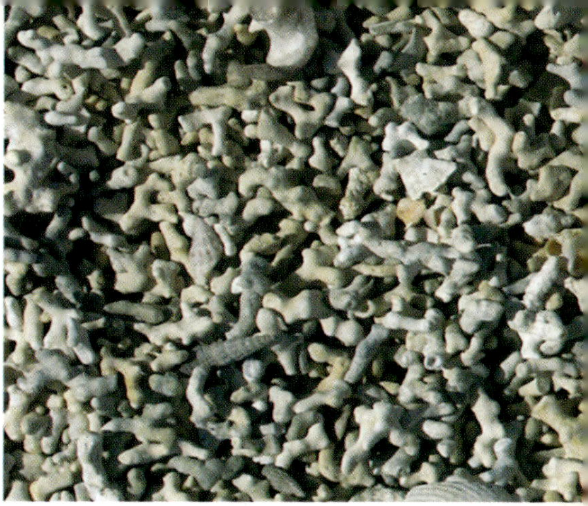

Petite algue de 2 cm cristallisant sur son thalle les minéraux contenus dans la mer (calcium, magnésium, fer et oligoéléments). Sédiment marin composé d'algues rouges calcaires, devenant blanc par séchage, il croît au large de la Bretagne, des Glénans (principal constituant du maërl).

La récolte de l'algue a lieu depuis des bateaux munis de sortes d'aspirateurs, pendant une grande partie de l'année.

Utilisé au départ pour enrichir les sols en agriculture et culture maraîchère. Riche en calcium (45 à 80 % de carbonate de calcium) et magnésium (7 à 15 % de carbonate de magnésium), il renferme des oligoéléments, vitamines, phytohormones et acides aminés. Rapidement biodisponible par dissolution sous l'effet des sucs gastriques, il libère facilement ses ions calcium et magnésium. Bien assimilable dans l'estomac, il neutralise les excès d'acides digestifs. Source intéressante de minéraux pour l'entretien du capital osseux. (Les poudres de prêle et de renouée des oiseaux sont des compléments remarquables dans le traitement de l'ostéoporose, à utiliser à d'autres moments car l'acide silicique de ces deux plantes est mieux résorbé en milieu acide.)

En complément alimentaire et en médecine (400 à 1 500 mg de poudre micronisée en trois fois par jour), contre les brûlures d'estomac, les douleurs gastriques, les reflux ou l'acidité gastrique ; comme reminéralisant en cas d'ostéoporose, dans les crampes musculaires, en cas de déminéralisation, dans les carences minérales alimentaires.

Rhumatologie et douleurs ; digestion et transit

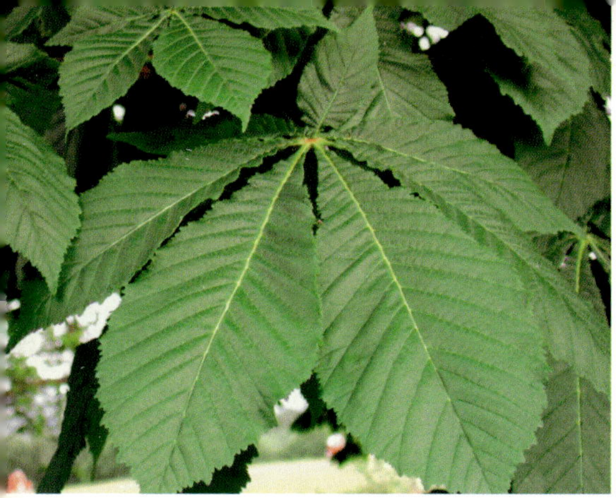

Marronnier d'Inde

Aesculus hippocastanum L. *Hippocastanaceae*

Diurétique
Veinotonique
Hémorroïdes

Arbre robuste de 30 m de haut, feuilles dentées, pointues au sommet, caduques composées de 5 à 7 folioles ; fleurs roses et blanches en grappes. Le fruit est une capsule épineuse contenant une graine : le marron.

La récolte des fruits (marrons d'Inde) a lieu de septembre à octobre.

Le nom *hippocastanum* vient de « cheval », car les Turcs en donnaient à leurs chevaux pour les revigorer. « Des marrons placés dans la poche de rhumatisants durcissent, des cristaux y apparaissent, en soulageant le malade », dit la sagesse populaire. Le principal composé actif est l'aescine (saponosides triterpéniques), qui est diurétique, veinotonique, anti-inflammatoire, anti-œdémateuse, anti-exsudative et renforce l'imperméabilité des capillaires. L'aescine libère des glucocorticoïdes anti-inflammatoires. Faut-il en déduire qu'une faible fraction d'aescine hydrolysée traverserait les vêtements, la peau ? S'agit-il d'un effet placebo ? D'autres composants volatils passeraient-ils la barrière cutanée ? Nous l'ignorons, mais plusieurs personnes ont constaté l'effet bénéfique.

C'est aujourd'hui l'un des veinotoniques les plus consommés en France, en gélules, teintures et extrait : 3 à 6 gélules de poudre de plantes à 300 mg, ou 75 mg d'extrait sec par jour, à répartir au cours de la journée. En externe : dans des crèmes ou des gels.

La toxicité du marron d'Inde (réputé toxique chez les animaux) est faible, car les saponosides sont peu absorbés. La plante sera évitée chez la femme enceinte ou allaitante. Le traitement sera de durée limitée.

Marrube blanc

Marrubium vulgare L. *Lamiaceae*

PLANTE DES VOSGES

Dyspepsies
Cholérétique
Anti-inflammatoire
Analgésique
Palpitations
Toux
Antispasmodique bronchique
Infections respiratoires

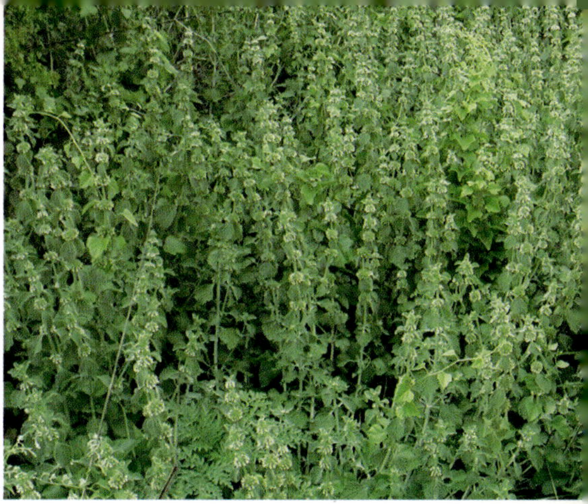

Plante amère (son nom vient de l'hébreu *mar*, « amer », et *rob*, « suc ») à odeur de thym, à feuilles opposées ovales ou arrondies, duveteuses grisonnantes à la face inférieure ; les fleurs sont blanches.

Les parties aériennes sont récoltées en début de floraison, en mai-juin, dans les prés secs de toute l'Europe, aux bords des chemins, près des décombres.

Le marrube traite le manque d'appétit et la dyspepsie, notamment les gaz intestinaux et les ballonnements. Par ses principes amers, la plante stimule la sécrétion de la bile, ce qui explique ses effets sur le système digestif. Sur les bronches, le marrube a des propriétés antispasmodique, analgésique et anti-inflammatoire. Utilisé comme fluidifiant des sécrétions bronchiques, neurosédatif antitussif (toux rebelles), en prévention des crises d'asthme, des bronchites et bronchiolites ; contre les troubles du rythme cardiaque, il régularise les palpitations.

Infuser 20 à 50 g de parties aériennes séchées pour 1 l d'eau bouillante durant 10 min ; boire 1 tasse, trois fois par jour. Ou boire 1 à 2 cuillerées à soupe de suc de plante fraîche trois fois par jour. En extrait fluide : 1,5 ml trois fois par jour. En gélules de poudre, jusqu'à 2 g, en trois fois par jour. En usage externe, dans les ulcérations et plaies suppurantes (en compresses). Au-delà des doses thérapeutiques, la marrubiine trouble le rythme cardiaque.

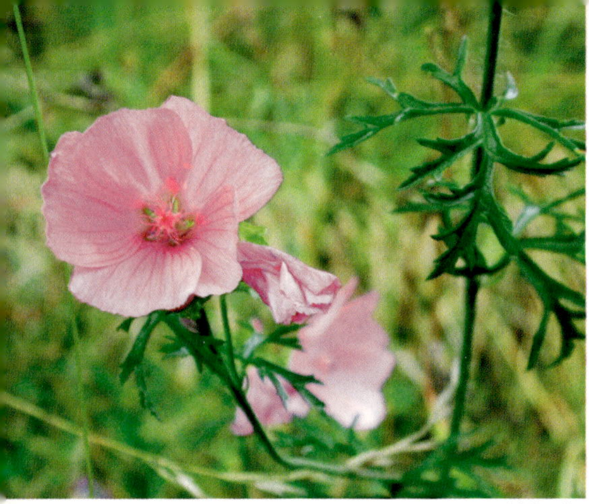

Mauves

Malva sp. Malvaceae

Inflammations buccales et digestives
Inflammations urinaires
Constipation
Spasme digestif
Affection cutanée
Toux
Enrouement
Laryngite

PLANTE DES VOSGES

Malva alcea

Les jeunes feuilles sont récoltées d'avril à juin ; les fleurs de juin à septembre ; les fruits d'août à octobre

Herbacée à tige dressée, feuilles dentées, longuement pétiolées ; fleurs grandes aux pétales échancrés ; akènes groupés en cercle pour le fruit. Les espèces plus courantes sont la petite mauve, la grande mauve *(Malva sylvestris* L.), la mauve alcée, la mauve musquée ; les propriétés sont les mêmes.

C'est la mauve sylvestre qui est utilisée en pharmacie. Toute la plante est émolliente, calmante, antitussive et laxative, pectorale contre les toux, bronchite, trachéite et laryngite, la constipation des jeunes enfants et des personnes âgées, les maladies inflammatoires des voies urinaires, digestives (gastroentérite, diarrhée, dysenterie). Les fleurs sont antibactériennes.

En interne : infusion 10 min de 15 g de fleurs ou 15 à 30 g de feuilles pour 1 l d'eau, 4 tasses par jour en cas d'inflammations de l'appareil digestif ou urinaire, de constipation, de colites spasmodiques. Dans les affections trachéobronchiques (catarrhe, toux grasse, enrouement, laryngite) : effet remarquable en gélules de poudre de plante à 300 mg environ, 2 à 6 par jour. En externe : décoction de 30 g de feuilles ou fleurs pour 1 l d'eau, infuser 10 min, pour les affections cutanées, buccales. En bains d'œil, cataplasme de feuilles fraîches ou de décoction sur crevasse, gerçure, furoncles ou abcès.

Digestion et transit ; urologie ; dermatologie ; respiration et ORL

Mélilot jaune

Melilotus officinalis (L.) Pall
ou *Melilotus altissima* Thuill. *Fabaceae*

PLANTE DES VOSGES

Hémorroïdes
Œdèmes
Jambes lourdes
Varices
Diurétique
Troubles digestifs
Foulures

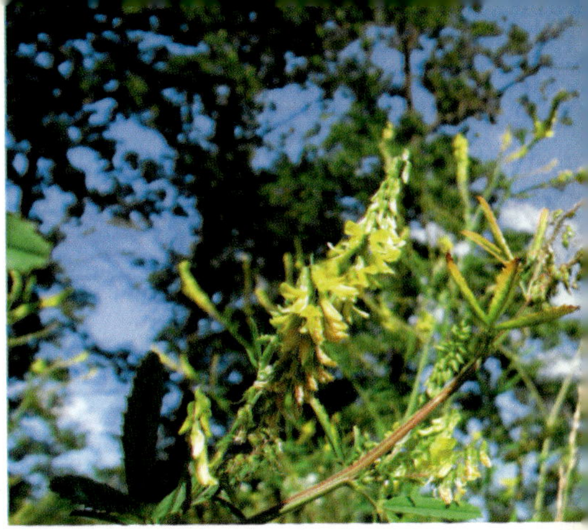

Herbacée annuelle ou bisannuelle, de 30 à 90 cm de hauteur, tiges vertes cannelées, feuilles dentées à 3 folioles. Les fleurs jaunes en grappe sont odorantes. Le fruit est une gousse ovale de couleur brun-jaune.

Récolte des sommités fleuries en juillet.

Utilisé sporadiquement dans les Vosges, il donne des résultats intéressants en usage prolongé dans les hémorroïdes, jambes lourdes, tendance variqueuse : 1 à 2 cuillerées de fleurs séchées pour 1 tasse d'eau bouillante, laisser infuser 5 min et filtrer, 3 à 4 tasses par jour ; ou sous forme de gélules à 300 mg environ, à raison d'une gélule aux trois repas. En cas de troubles digestifs comme une lenteur de digestion, des ballonnements, des flatulences et comme diurétique : mêmes dosages que précédemment. En usage externe : en applications locales deux à trois fois par jour d'une décoction (10 min) de 20 g de fleurs pour 15 cl d'eau en cas d'irritation oculaire ou de saignement.

Déconseillé en cas de traitement anticoagulant, à cause de la présence de coumarine. Le mélilot blanc, espèce voisine aux fleurs blanches, gâté par une contamination fongique, produit un anticoagulant, la dicoumarine, présent dans de nombreux médicaments, mais aussi responsable d'intoxication par hémorragie dans de nombreux troupeaux quand la plante est mal conservée ou mal séchée. C'est également le cas avec les mélilots jaunes.

Circulation sanguine ; digestion et transit ; urologie ; rhumatologie et douleurs

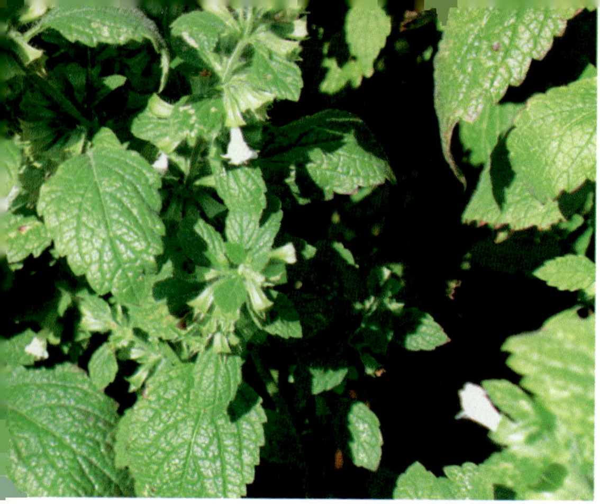

Mélisse

Melissa officinalis L. *Lamiaceae*

Flatulences
Troubles du sommeil

Herbacée vivace de 70 cm de haut se présentant en touffes. Les tiges sont dressées, ramifiées, velues ; les feuilles opposées, ovales, crénelées, ont des nervures marquées. Les fleurs aux aisselles des feuilles sont blanchâtres à rosé ; les fruits sont bruns.

Récolte des feuilles et sommités fleuries, tout l'été jusqu'au mois d'octobre.

Propriétés antispasmodique et digestive (stomachique, carminatif) ; huile essentielle antibactérienne, antifongique et antivirale ; activité sédative (avec effet sur les symptômes psychosomatiques). Semble avoir un effet de type progestérone en gynécologie, d'où son effet en cas de dysménorrhée (sur les douleurs des règles et l'anxiété). Employée pour ses propriétés digestives, contre les spasmes et comme sédatif.

Infusion de 5 g de feuilles séchées (le double en feuilles fraîches) pour 1 l d'eau, infuser jusqu'à 20 min en couvrant, 1 tasse midi et soir après les repas. Usage courant de l'eau de mélisse, ou Eau des carmes, surtout en cas d'indigestion ou de nausées : selon la formule, quelques gouttes dans de l'eau. Sous forme de gélules : 1 gélule à 300 mg environ aux trois repas chez l'adulte, 2 gélules par jour chez l'enfant.

Usage prolongé à éviter, étant donné son action antigonadotrope (inhibition des glandes sexuelles).

Menthes

Mentha sp. Lamiaceae

Flatulences
Antiprurigineux
Stomachique
Antispasmodique intestinal
Cholérétique

PLANTE DES VOSGES

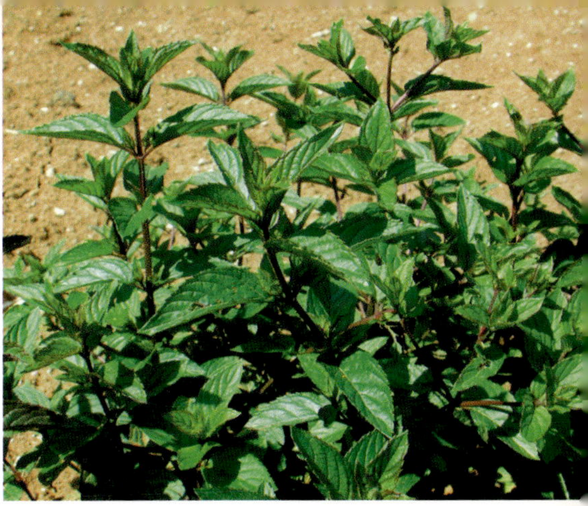

La menthe poivrée est vivace, vigoureuse, à stolons traçants, glabre, très aromatique. Tige quadrangulaire, violacée-pourpre; feuilles simples et opposées, dentées. Fleurs rouge pâle à violacé, en épis, en verticilles. Les graines sont stériles, la multiplication se fait par stolons.

La récolte des feuilles a lieu en début de floraison en été : c'est alors qu'elles ont les meilleures qualités aromatiques

Huile essentielle : antiseptique (intestins), légèrement anesthésique sur la muqueuse de l'estomac (diminue les crampes), antispasmodique, cholagogue et cholérétique. Activité antivirale et antifongique à l'étude. La menthe pouliot est active sur les bronches.

En interne : ballonnements, éructations, digestion lente, paresse hépatobiliaire, 1 cuillerée à soupe de feuilles infusées 10 à 15 min dans 20 cl d'eau bouillante, filtrer et boire 1 tasse après les repas ; ou 1 gélule de 300 mg avant les trois repas. Effet tonifiant : 2 tasses d'infusion. En externe : antiprurigineux local en compresses d'infusion, inhalation si rhume (1 poignée de feuilles par bol).

L'huile essentielle sera prise sous contrôle médical. À faible dose, le menthol peut causer des spasmes (laryngés) chez les nourrissons et l'enfant; éviter la menthe poivrée avant 6 ans. Lors d'un traitement homéopathique, étant astringente, elle diminue le passage du remède par voie perlinguale (mais prise à distance du remède, l'effet n'est pas significatif).

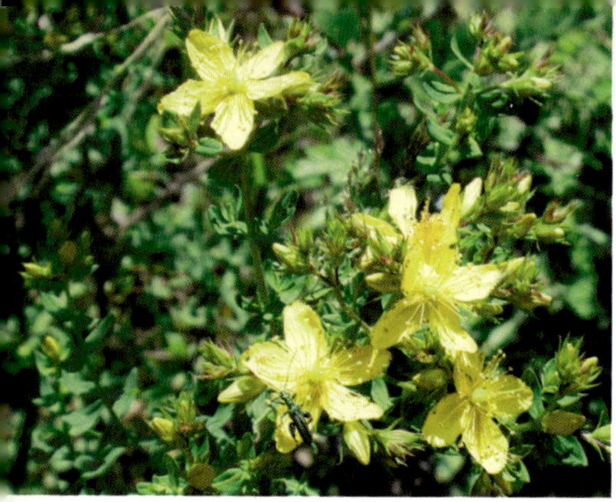

Millepertuis

Hypericum perforatum L. *Clusiaceae*

PLANTE DES VOSGES

Nervosité
Troubles du sommeil
Cystites
Cicatrisation
Contusions
Douleurs musculaires

Récolte des sommités fleuries au début de la floraison, de juin à septembre. Il a alors une saveur amère ; écrasé entre les doigts, il dégage une odeur aromatique et résineuse. Un bon séchage préserve la couleur jaune des fleurs, leur arôme et leur saveur ; les feuilles restent insipides.

Plante vivace, également appelée herbe de la Saint-Jean (comme d'autres plantes !), vivant jusqu'à 60 cm de haut et 1 500 m d'altitude. Tige anguleuse, dressée, rameuse ; fleurs hermaphrodites jaunes en cymes terminales ; feuilles opposées, sessiles, ponctuées de petites glandes translucides, semblant perforées d'où le nom « mille pertuis ». Le fruit est une capsule ovale à 3 loges.

Huile de fleurs : propriétés cicatrisantes (antibiotique, anti-inflammatoire, antibactérienne, astringente). Effet antidépresseur : de fortes doses sont nécessaires (extrait sec de préférence, en gélules de 300 mg deux à trois fois par jour). Contre l'énurésie des enfants, par effet sédatif, antidépresseur ; dyspepsies atoniques, diarrhées, cystites, oliguries, bronchites.

Troubles du sommeil, lassitude nerveuse : 15 à 30 g de sommités fleuries pour 1 l d'eau, en infusion de 10 min, filtrer, boire 3 à 4 tasses par jour. En soin de plaies, contusions, myalgies, brûlures : appliquer localement une huile de millepertuis préparée par macération de la plante cueillie tôt le matin dans de l'huile d'olive (première pression à froid), laissée plusieurs jours ou semaines au soleil. L'huile se teintera de rouge.

Le millepertuis est photosensibilisant (éviter le soleil). Par voie orale, il présente des interactions avec divers médicaments en diminuant ou augmentant leur action. Son usage est toujours à signaler à son pharmacien ou médecin.

Moutarde

Brassica nigra (L.)
Koch W. D. J. *Brassicaceae*

Manque d'appétit
Douleurs rhumatismales
et articulaires

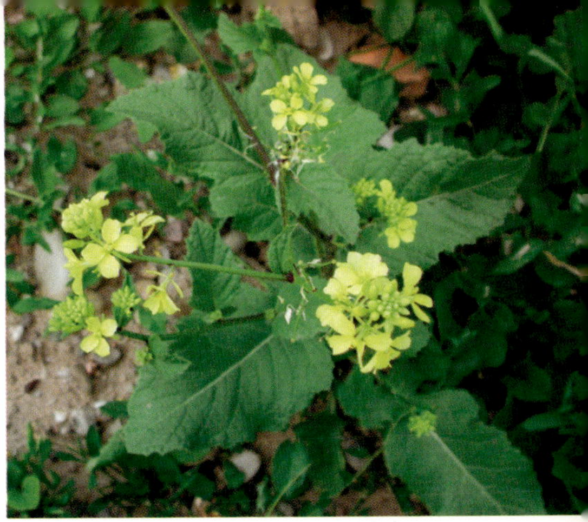

Herbacée annuelle, feuilles découpées à la base, entières, lancéolées au sommet. Fleurs jaunes en grappes, fruits en siliques aux graines noires le long des tiges. La moutarde joncée (brune) est récoltée mécaniquement. Les moutardes sauvages (ravenelle *Sinapis arvensis* L. ; moutarde blanche *Sinapis alba* L.) ont les mêmes usages mais sont moins actives. La moutarde noire, qui a plus de goût, est sur la liste rouge des espèces menacées en Alsace. Les graines sont rubéfiantes, révulsives et actives comme dérivatif sanguin.

Les sommités fleuries sont récoltées en mai, avant la pleine maturité (usages culinaires) ; et les graines de juin à septembre.

En culinaire : elle fournit une épice, un légume et certains composés médicamenteux. Son côté piquant ressort quand l'eau froide est ajoutée aux graines moulues ; par contre, avec de l'eau chaude ou du vinaigre, le mélange produit est bien plus doux. Les feuilles peuvent être ajoutées aux salades ou cuites comme légume.

En externe : 50 g de farine de moutarde noire fraîche ajoutée à 200 g de farine de lin ; ajouter de l'eau tiède pour obtenir une pâte épaisse qui sera enfermée dans une toile. Appliquer le cataplasme 10 min sur la poitrine, le dos, ou sur l'endroit douloureux, puis retirer.

Ces cataplasmes sont contre-indiqués en cas de problèmes circulatoires graves, de varices ; appliqués trop longtemps, ils provoquent vésicules et ulcérations cicatrisant difficilement.

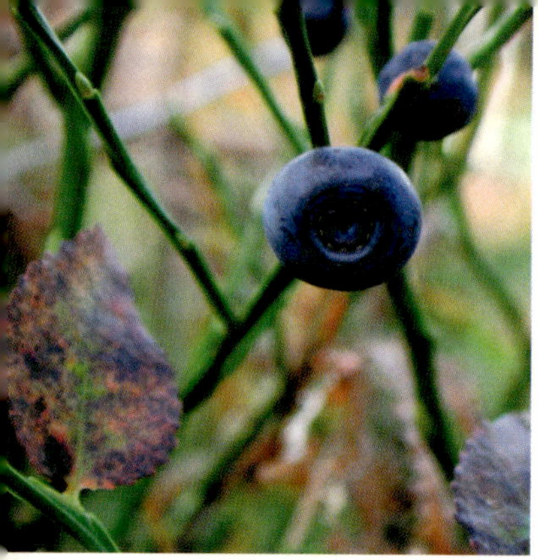

Myrtille

Vaccinium myrtillus L. *Ericaceae*

PLANTE DES VOSGES

Ophtalmologie (rétine et capillaires)
Hypoglycémiante
Astringente
Antidiarrhéique
Infections urinaires
Troubles circulatoires
Antiseptique

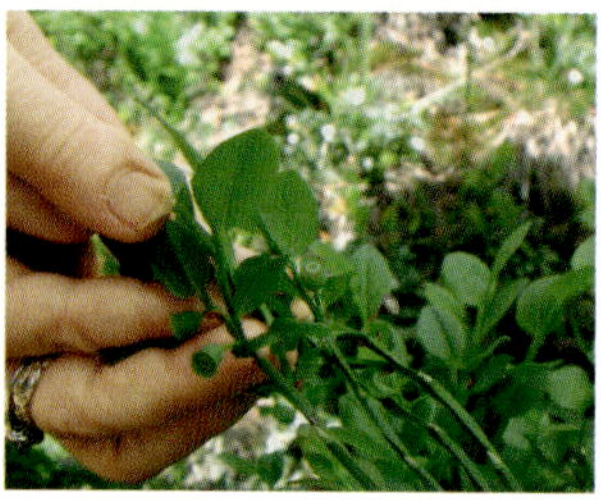

Sous-arbrisseau de 20 à 50 cm, pousse par grandes masses sur sols siliceux frais. Fleurs verdâtres à rosées, corolle pendante, visibles d'avril à juin; fruits (appelés « brimbelles » dans les Vosges) à suc violet, couverts d'une fine couche blanche, un peu acidulés puis sucrés à maturité.

Les feuilles sont récoltées au printemps, les fruits au début ou en plein été, quand les baies sont mûres (de juillet à septembre).

Feuilles astringentes, antidiarrhéiques et antidiabétiques dans la microangiopathie ou la rétinite des diabétiques (action sur les capillaires sanguins, la rétine). Riches en chrome (protecteur dans le diabète non insulinodépendant). Fruits: action vitaminique P (renforce la résistance des capillaires sanguins), régénèrent le pourpre rétinien. Anti-inflammatoire, antimicrobien et anti-ulcère gastrique, antidiarrhéique (antibactérien au niveau intestinal), tonique.

Diabète (sans insuline), infection urinaire, diarrhée, troubles circulatoires, pour améliorer la vue: 1 cuillerée à soupe de feuilles pour 250 ml d'eau, laisser infuser 10 à 15 min, boire 2 à 3 tasses par jour; ou 1 à 2 gélules à 300 mg prises à chaque repas. En cas de diarrhées, croquer ou infuser 5 baies séchées; ou prendre 2 gélules de 300 mg environ, plusieurs fois par jour en fonction des selles.

Comme tout fruit susceptible de recueillir l'urine du renard ou d'animaux infectés, la myrtille non cuite peut entraîner un risque de parasitose: l'échinococcose.

Noisetier

Corylus avellana L. *Betulaceae*

Jambes lourdes
Troubles veineux
Hémorroïdes
Varices
Périphlébites
Saignement de nez
Ulcère variqueux

PLANTE DES VOSGES

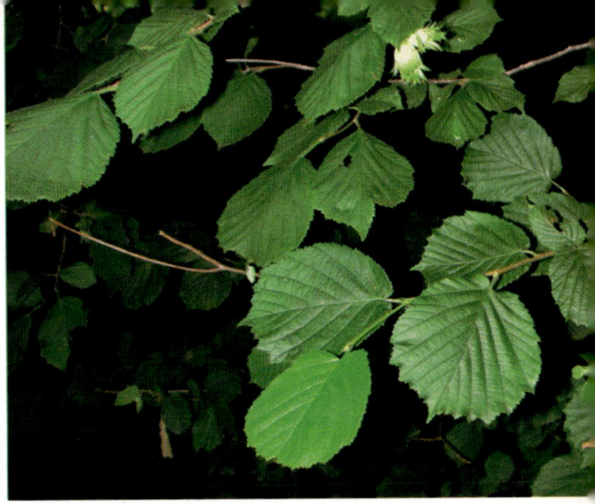

On récolte les jeunes feuilles apparaissant au printemps, après la floraison.

Arbuste commun dans les bois en France, Europe, Afrique et Asie. Ses longues tiges (plusieurs mètres) forment des buissons ; les feuilles sont ovales, cordiformes, à bords dentelés. Les fleurs mâles sont jaunes, disposées en chatons, les femelles sont rouges et vont donner les fruits : les noisettes. Plante utilisée sporadiquement dans les Vosges.

Les feuilles sont anti-inflammatoires, anti-œdémateuses, veinotoniques et antihémorragiques (activité vitaminique P), comme l'hamamélis ; mêmes usages avec l'écorce ou les bourgeons.

En cas de varices et autres troubles veineux, ou encore métrorragies ménopausiques : 2 à 3 tasses par jour de feuilles de noisetier en infusion au long cours, à raison de 1 cuillerée à soupe par tasse. En cas d'ulcères variqueux : traitement externe en compresses d'infusion et interne en même temps.

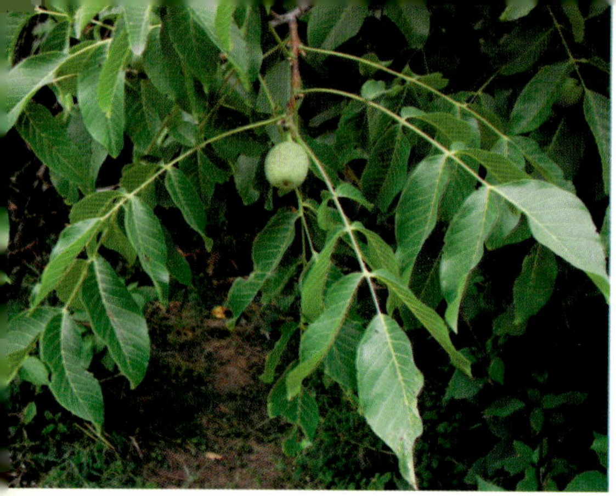

Noyer

Juglans regia L. *Juglandaceae*

PLANTE DES VOSGES

Diarrhées
Infections cutanées (acné, eczéma, ulcères)
Antifongique
Rétablit la flore intestinale
Circulation veineuse et lymphatique

Arbre de 15 à 25 m de haut, l'écorce est grisâtre et lisse, les feuilles caduques ont 7 à 9 folioles. Les fleurs mâles sont groupées en longs chatons, les femelles sont en épis courts. Les fruits (drupes) sont contenus dans une gaine lisse passant du vert au brun. Le noyer peut vivre 300 ans !

Les feuilles sont récoltées pendant toute la belle saison, et séchées rapidement après la cueillette, le brou fin juin et courant juillet. La date de cueillette des noix diffère selon les régions : dans le Nord, c'est le 21 ou 22 juillet, alors que plus au sud c'est le 24 juin.

Tonique, dépuratif gastro-intestinal (antibactérien). Action antidiabétique, attestée par des études cliniques. L'infusion concentrée détermine une hypoglycémie : l'utilisation de feuilles de noyer après les repas est ainsi confirmée. Les feuilles ont une action antibactérienne et des effets sédatifs.

Usage interne : 10 g de feuilles séchées pour 1 l, laisser infuser 15 min et boire dans la journée, en cas de diarrhée et pour tout déséquilibre de la flore intestinale. Gargarisme de l'infusion en cas d'aphtes, de maux de gorge. L'huile de noix est riche en oméga-3 (anti-inflammatoire, fluidifiante du sang, antidépressive). Le vin de noix (réalisé avec la noix tendre, avant que la coquille ne durcisse, autrement dit avec le brou de la noix et l'embryon tendre de la noix) est un bon apéritif aux vertus digestives et dépuratives. Usage externe : crèmes ou gels en cas d'acné, d'eczéma, d'infections et d'ulcères cutanés.

Les préparations trop concentrées sont irritantes pour les muqueuses. À utiliser avec prudence car le noyer contient de la juglone, substance sédative potentiellement toxique qui allonge la durée du sommeil.

Oignon

Allium cepa L. *Liliaceae*

Prévention de l'athérosclérose
Inflammations ORL ou des bronches

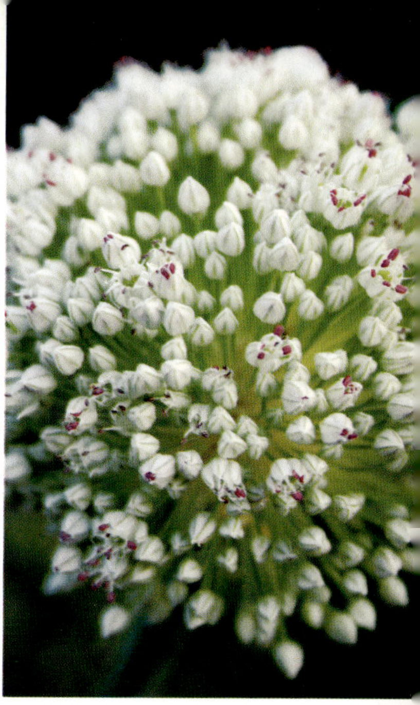

Les bulbes d'oignon sont récoltés plusieurs fois dans l'année, environ 4 mois après semis.

Originaire d'Asie centrale et d'Inde, où il est gros et très doux, l'oignon est depuis des millénaires une plante à la fois alimentaire et médicinale. On lui attribue traditionnellement d'innombrables usages dans les infections, le diabète, la présence de parasites intestinaux et divers troubles de l'insuffisance digestive (estomac et intestin).

Le bulbe possède un effet hypocholestérolémiant utile en prévention. Les nombreux composés soufrés, thermolabiles (sensibles à la température, qui les rend inefficaces), donnent au jus d'oignon des propriétés bactériostatique et antifongique. Il y a de nombreux usages populaires, en cas d'états grippaux, rhume, toux, angines et dans certains troubles intestinaux, mais il faut tenir compte des précautions. Les thiosulfinates, composés soufrés, semblent avoir une action anti-inflammatoire, diminuant la contraction des bronches dues à un allergène dans l'asthme, et une action expectorante.

En gélules de poudre : 1 g par jour en trois fois au moment des repas.

Chez l'homme, une application externe trop prolongée détermine un effet révulsif (parfois souhaité dans les phlegmons, les brûlures, etc.), voire une nécrose. Chez l'animal, l'oignon consommé en grande quantité peut être cause d'empoisonnement (par anémie hémolytique). De nombreuses personnes sont intolérantes aux oignons. Le jus d'oignon est à consommer avec prudence car il peut entraîner un risque d'irritation.

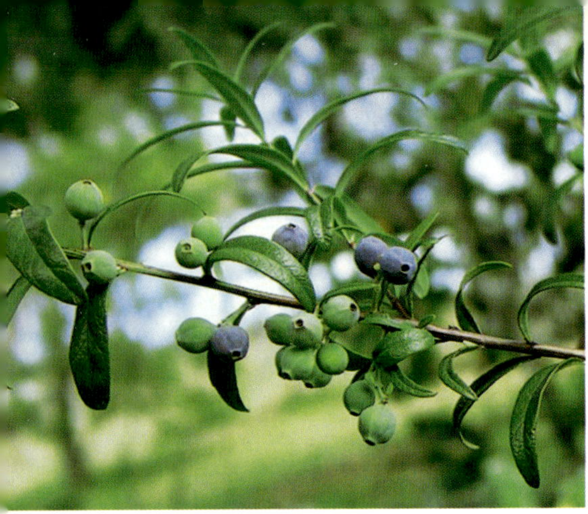

Olivier

Olea europaea L. *Oleaceae*

Hypertension artérielle

L'olivier, un des premiers arbres cultivés, connu des Égyptiens pour son huile et ses feuilles médicinales, est un bel arbre avec un tronc torturé, crevassé, et une écorce grise. Les feuilles sont étroites et lancéolées, de couleur vert-gris sur le dessus et argentées en dessous. Les fleurs sont petites et de couleur blanc jaunâtre. Les olives sont des drupes vertes puis pourpre foncé.

Les feuilles sont récoltées au moment de leur plein développement, avant formation des boutons, en mars-avril.

Longtemps, on a utilisé les feuilles pour désinfecter les blessures. Traditionnellement, les feuilles, diurétiques légères, sont utilisées pour améliorer la circulation sanguine, de même que pour prévenir et traiter l'hypertension artérielle modérée (peut être associé à l'ail) et l'artériosclérose et leurs conséquences (céphalée, vertige, bourdonnements d'oreilles). Elles sont aussi spasmolytiques avec une possible action coronodilatatrice et antiarythmique. On note enfin un léger effet hypoglycémiant (baisse le taux de sucre sanguin).

Infusion de 20 g de feuilles séchées par tasse, bouillir 30 s puis infuser 10 min, boire 3 tasses par repas. Ou 1 g de poudre en gélules (ou 300 mg d'extrait sec par jour en trois fois). Aucun effet toxique ni indésirable connu. L'huile d'olive, outre ses nombreuses propriétés alimentaires, est également utilisée en cas de lithiase biliaire (50 ml en plusieurs fois hors des repas), et en usage externe, pure, contre brûlures et coups de soleil en attendant d'appliquer une crème réparatrice.

Onagre

PLANTE DES VOSGES

Oenothera biennis L. *Onagraceae*

Syndrome prémenstruel
Eczéma et peau sèche

Plante à la fois ornementale, comestible et thérapeutique, reconnaissable à ses fleurs jaunes, l'onagre est originaire des régions tempérées de l'Amérique du Nord.

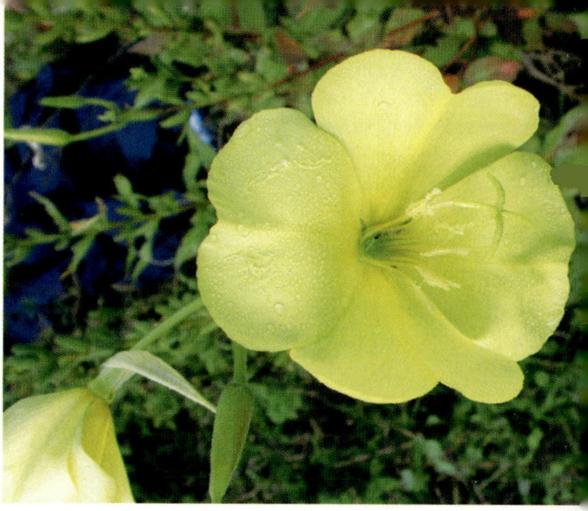

Les Indiens consommaient la racine nutritive et utilisaient les feuilles pour soigner contusions et hémorroïdes. L'huile extraite de ses graines contient de l'acide gammalinolénique (AGL), de type oméga-6, transformé dans l'organisme en prostaglandine PGE 1 anti-inflammatoire, expliquant beaucoup de ses propriétés. L'huile d'onagre doit sa réputation à son action anti-inflammatoire sur l'eczéma atopique et l'arthrite rhumatoïde, sur les troubles prémenstruels (il y a souvent un manque en AGL en cas de mastodynie ou gonflement des seins), la réduction du cholestérol et des maladies cardiovasculaires (la baisse de la tension artérielle et la diminution du risque d'obstruction artérielle ou veineuse par des caillots restent à prouver). Par voie externe, l'huile a une action antiride, hydratante et positive sur l'eczéma. Des recherches sont en cours sur des affections neurologiques (sclérose en plaques) et auto-immunes.

Les graines se récoltent dès août jusqu'à l'hiver, lorsqu'un grand nombre de graines sont mûres mais avant que celle-ci ne tombent (car elles contiennent alors moins d'huile).

Dans les dermatites atopiques, et en cas de peau sèche : 500 mg une à deux fois par jour en gélules ; dans le syndrome prémenstruel : trois fois 500 mg par jour pendant sa durée, en commençant quelques jours avant l'apparition des symptômes.

Des troubles digestifs bénins, de type nausées, peuvent apparaître, conduisant à diminuer la dose.

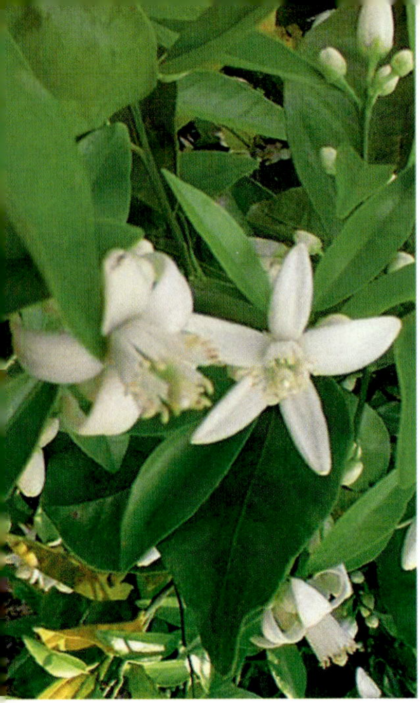

Oranger amer

Citrus aurantium L. *var. amara Rutaceae*

Calmant
Antispamodique
Apéritif (zeste)

Le bigaradier ou oranger amer est un arbre épineux, originaire d'Inde du Nord, à fleurs blanches et petits fruits ; les pétioles de ses feuilles sont ailés.

Connu des médecines ayurvédique et chinoise, il fut introduit au Moyen Orient il y a plus de 2 000 ans. Fleurs et feuilles sont légèrement sédatives du système nerveux central (calmants), somnifères et antispasmodiques ; très appréciées des enfants comme des adultes nerveux, tendus, souffrant de spasmes. L'huile essentielle de feuilles (petit grain) aide à résoudre les problèmes relationnels en agissant principalement au niveau des systèmes respiratoire et nerveux. Efficace dans la plupart des dystonies neurovégétatives (tachycardie, hypertension digestive, spasmes digestifs, etc.). L'eau distillée de fleurs est aromatisante et antispasmodique. L'huile essentielle de fleurs (néroli bigarade) est antispasmodique, et calmante. Le zeste (écorce du fruit) contient des flavonoïdes amers (hespéridine surtout, à l'origine de la diosmine contenue dans de nombreux médicaments modernes) qui augmentent la résistance capillaire et sont veinotoniques. Les zestes stimulent l'appétit, facilitent la prise de poids, sont toniques (en teinture mère).

Les feuilles sont récoltées en hiver, les fleurs fraîches en bouton avant leur épanouissement en mars-avril, et le zeste à partir des fruits verts avant maturité en octobre-novembre.

En cas de nervosité (stress et spasmes), les fleurs (2,5 g par tasse) et les feuilles (5 g par tasse) sont infusées 15 min à couvert : boire deux tasses par jour. L'écorce du fruit (2,5 à 5 g) est infusée 15 min ; prendre une tasse avant les trois repas (ou en teinture : 1 cuillerée à café).

Origan

PLANTE DES VOSGES

Origanum vulgare L. *Lamiaceae*

Expectorant et antitussif dans les bronchites
Aérophagie et fermentations intestinales

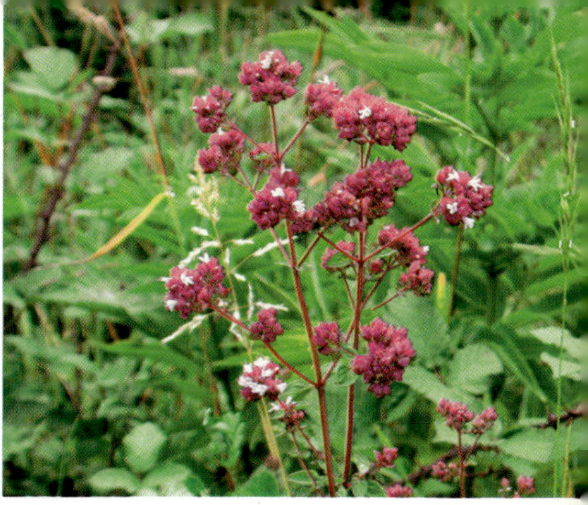

Plante vivace de 20 à 80 cm de haut, aux tiges rougeâtres et velues. Feuilles opposées, ovales et pointues. Fleurs très odorantes et purpurines, groupées en glomérules, s'épanouissant de juillet à septembre. Pousse sur les terrains secs, talus, pentes arides et ensoleillées, y compris en montagne. En revanche, la marjolaine vraie *(Origanum majorana* L.), à petites fleurs blanches ou rosées, originaire de Méditerranée, n'est pas spontanée dans le Nord de la France.

Cueillir en début de floraison en juillet et sécher en bouquets à l'ombre.

Actions tonique, antifermentative intestinale, antispasmodique dans les toux quinteuses, antitussive (antibactérienne, antivirale, antifongique) et expectorante. L'action antalgique (contre les douleurs) est citée.

Usage interne : en cas de bronchites ou de problème digestif, d'aérophagie, d'infection urinaire, faire infuser 20 g de sommités fleuries pour 1 l d'eau bouillante, pendant 10 min, boire 3 ou 4 tasses avant ou après les repas. Usage externe : en cas de rhumatismes, préparer une huile par macération à chaud, durant 30 min, de 100 g de sommités fleuries dans 50 cl d'huile d'olive, appliquer plusieurs fois par jour sur les zones douloureuses. L'infusion d'origan est calmante et somnifère à la concentration de 5 à 10 g/l, et au contraire stimulante à la concentration de 20 à 50 g/l, à raison de 2 à 3 tasses par jour.

À fortes doses, l'origan pourrait être un excitant pour le cœur, à réserver à l'adulte.

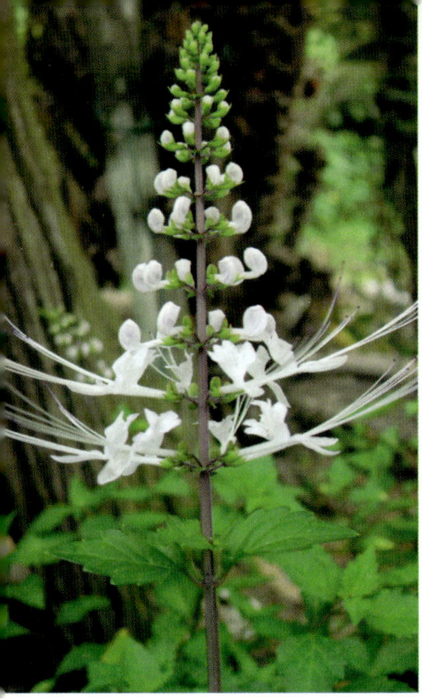

Orthosiphon
ou thé de Java

Orthosiphon stamineus Benth. *Lamiaceae*

Diurétique des régimes amincissants
Favorise l'évacuation de la bile
Fait baisser le cholestérol

Plante ligneuse, de la taille d'un petit arbuste et de la famille du romarin, l'orthosiphon produit des feuilles velues sur les deux faces, à odeur très légèrement aromatique. Ses fleurs bleu violacé portent de longues étamines évocatrices de « moustaches » de chat.

On utilise les feuilles récoltées pendant la courte saison de la floraison en mai-juin.

L'infusion d'orthosiphon d'Indonésie est une très ancienne médication des maladies des reins et de la vessie. De nombreux principes actifs lui confèrent une activité diurétique (en particulier chlorures, urée, acide urique, draine le rein en cas de calculs, contribue à prévenir les récidives) et antioxydante. Est inscrit dans de nombreuses pharmacopées du monde pour ces propriétés sur l'arbre urinaire. Il fait baisser le taux de cholestérol, favorise la sécrétion et l'excrétion biliaire. Par sa richesse en flavonoïdes, il favoriserait la mobilisation des graisses hors des cellules graisseuses d'où son intérêt dans le traitement de certaines surcharges pondérales et de la cellulite. L'orthosiphon est prescrit dans le cadre de régimes amincissants, en cas d'insuffisance biliaire, de calculs rénaux, d'élimination urinaire insuffisante. Peut être consommé à long terme sans effets secondaires.

En tisane : 10 g par tasse (10 min d'infusion) trois fois par jour ; 2 g de poudre par jour en gélules (ou 1 g d'extrait sec) en trois fois. Existe aussi en extrait fluide (100 gouttes par jour).

Ortie

PLANTE DES VOSGES

Urtica dioica L. *Urticaceae*

Diurétique antirhumatismal
et reminéralisant
Troubles de la miction
d'origine prostatique (racines)

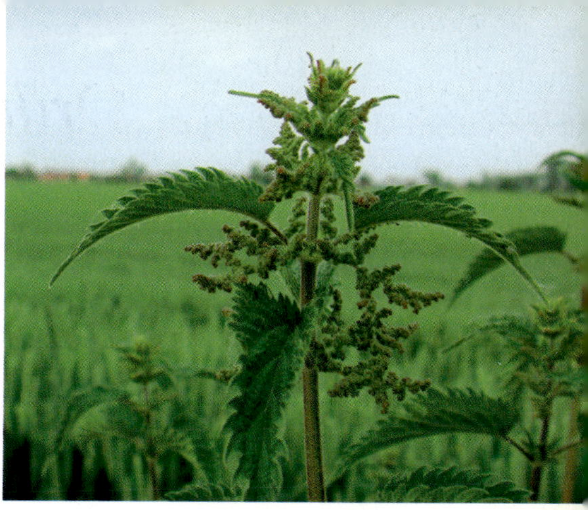

Plante herbacée très commune; tiges quadrangulaires robustes dressées, de 60 à 120 cm de haut; feuilles ovoïdes, vert sombre, couvertes de poils urticants et hérissés. Fleurs femelles (verdâtres) et mâles (jaunâtres) en longues grappes sur tiges différentes. Fruit: akène à odeur de carotte.

Les parties aériennes sont récoltées juste avant la floraison en juin-juillet, et les racines à l'automne

Effet hémostatique. Riche en acides formique et acétique et en éléments minéraux facilitant l'élimination de l'acide urique: effet diurétique, antigoutteux et antirhumatismal. Action cholagogue, avec forte élimination de chlorures et d'urée. Racine utilisée en gargarismes comme astringent, mais est surtout active dans les troubles prostatiques (adénome bénin).

Rhumatismes, troubles du sommeil, fatigue: 20 à 50 ml de jus frais deux fois par jour; ou 3 cuillerées à soupe de feuilles séchées pour 50 cl d'eau bouillante, infuser 10 min, filtrer, 4 à 6 tasses par jour; ou 3 à 6 gélules à 500 mg par jour. Troubles de la miction, d'origine prostatique: 1 cuillerée à soupe de racine pour 50 cl d'eau bouillante, infuser 10 min, filtrer, 3 à 4 tasses par jour; ou 40 gouttes d'extrait fluide dans 1 verre d'eau trois à cinq fois par jour. Peaux grasses, alopécie, pellicules: lotion quotidienne avec 100 g de racine pour 1 l d'eau, bouillir 15 min, filtrer, refroidir avant d'appliquer, ou cataplasme de feuilles bouillies deux fois par jour.

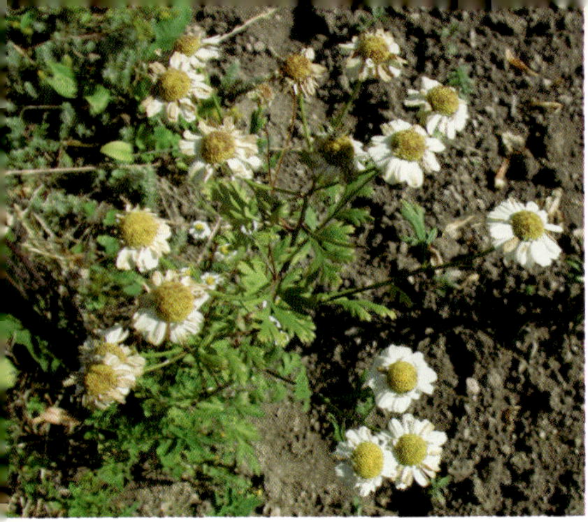

Partenelle
ou grande camomille

Tanacetum parthenium (L.) Schultz Bip.
Asteraceae

Traitement des crises migraineuses

Herbe vivace de 30 cm originaire des Balkans, aux tiges couchées puis redressées, à feuilles à bord crénelé vert-jaune très aromatiques, elle porte des capitules jaunes au centre et des fleurs ligulées blanches en périphérie.

Les parties aériennes sont coupées en début de floraison en juillet et séchées à l'ombre pour éviter le brunissement des fleurs.

Un mineur anglais suggéra à la femme d'un haut responsable ce remède traditionnel qui la guérit. Par la suite, le Dr Stewart Johnson de la London Migraine Clinic amorça une série d'essais cliniques qui contribuèrent à établir la réputation de la plante. La douleur migraineuse est due à une alternance de contraction et dilatation des artères cérébrales, après libération de sérotonine (souvent provoquée par un stress, une période du cycle, certains aliments, etc.). Le parthénolide, composant important de la plante, est antispasmodique et bloque cette libération de sérotonine, mais bien d'autres composants concourent à l'efficacité de la plante.

Pour prévenir les crises migraineuses ou les règles douloureuses, 3 gélules de poudre par jour au moment des repas. Il faut compter 4 à 6 semaines avant que les effets de la plante se fassent pleinement sentir. En fonction des symptômes associés, digestifs ou oculaires, le praticien intégrera d'autres plantes au traitement.

La plante étant traditionnellement réputée pour son efficacité à déclencher les menstruations, on conseille aux femmes enceintes de l'éviter.

Passiflore

Passiflora incarnata L. *Passifloraceae*

Spasmes
Anxiété
Troubles du sommeil

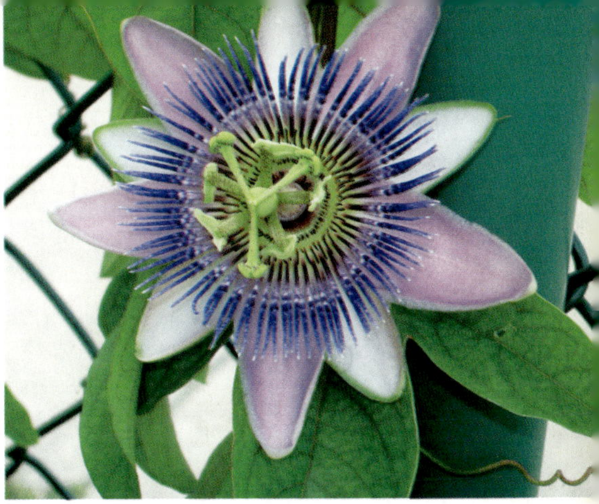

Les parties aériennes sont récoltées à la fin de l'été, puis séchées.

La passiflore est une liane originaire du Mexique, pouvant atteindre 10 m de long. Les jésuites espagnols, voyant les belles et grandes fleurs odorantes (jusqu'à 6 cm de diamètre), les ont ramenées en Europe sous le nom de « fleurs de la passion ». Les fruits d'une espèce voisine renferment une pulpe comestible riche en vitamine C.

Les Aztèques utilisaient déjà la passiflore comme sédatif et contre les spasmes. Un ensemble de principes actifs (flavonoïdes, maltol, alcaloïdes type harmane, etc.) agissant en synergie lui confère son action tranquillisante sédative (y compris en cas de ménopause), sur les spasmes nerveux, et l'anxiété. Excellent moyen de sevrage des hypnotiques en association avec aubépine, valériane par exemple. Agit sur les troubles du sommeil et de l'endormissement, en cas de dystonie neurovégétative (troubles nerveux associés à des digestions difficiles et parfois des palpitations). Utilisé contre la nervosité chez l'enfant. Sans accoutumance ni dépendance aux doses usuelles.

En infusion (10 min) : 1 cuillerée à café par tasse (une à trois fois par jour ; au coucher pour l'endormissement). 2 g de gélules de poudre en trois fois (ou au coucher 1 à 2 g en une fois). Jusqu'à 400 mg d'extrait sec par jour en gélules. En teinture mère (75 à 100 gouttes par jour). Pour les enfants nerveux : 300 mg en gélules de poudre le soir et au coucher.

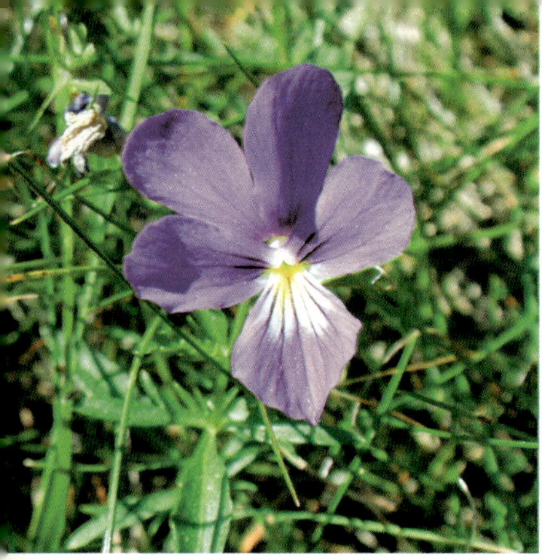

Pensée sauvage

Viola tricolor L. *Violaceae*

Remède dépuratif de la peau (impétigo, acné, eczéma, prurit)

PLANTE DES VOSGES

La pensée sauvage développe 4 pétales dressés, un seul dirigé vers le bas, stigmate en entonnoir et corolle uni, bi- ou tricolore. La pensée des Vosges présente les mêmes propriétés.

Contient de l'acide salicylique et des mucilages qui lui donnent une action adoucissante et expectorante dans les refroidissements fébriles et les inflammations des voies respiratoires et pharyngées (plus faiblement que les violettes). Elle est surtout anti-inflammatoire (dérivés salicylés) pour la peau et utilisée traditionnellement dans les croûtes de lait, éruptions, prurit, acné, eczéma, psoriasis, impétigo, dartres. Elle est enfin légèrement diurétique, antirhumatismale, laxative et tonique.

Cueillette tôt le matin en juin-juillet, après dissipation de la rosée ; manipuler la plante délicatement et la sécher rapidement à l'abri du soleil pour préserver l'état des fleurs.

Usage interne (acné, eczéma, impétigo, prurit) : 1,5 g de parties aériennes séchées pour 1 tasse d'eau bouillante, infuser 10 min, filtrer, 3 tasses par jour entre les repas ; en gélules, 1 à 2 g de plante en trois fois au moment des repas. Usage externe (en complément pour soigner l'acné ou la séborrhée du cuir chevelu) : imbiber une compresse d'infusion de fleurs fraîches (30 g pour 60 cl d'eau, laisser infuser 10 min), à appliquer matin et soir.

Les pensées sauvages seront évitées chez les jeunes enfants par voie orale ; consommées fraîches, elles peuvent se révéler légèrement toxiques.

Persil

Petroselinum crispum Mill. *Apiaceae*

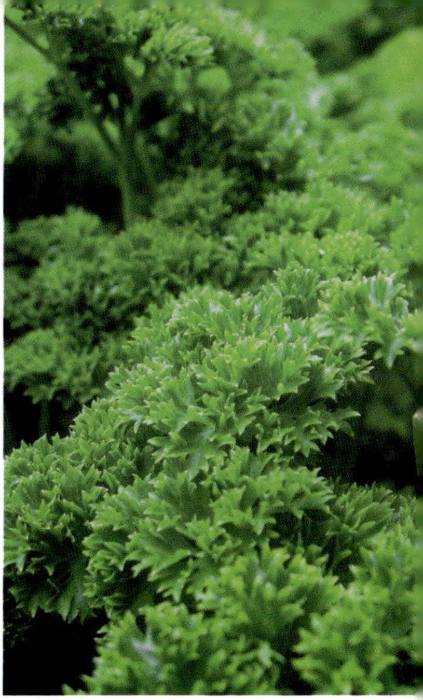

Régulateur hormonal agissant
à différents niveaux du cycle menstruel
Diurétique en cas de rhumatismes, goutte, prise de poids

Plante herbacée à feuilles composées vertes, frisées ; petites fleurs blanches disposées en ombelles ; graines striées.

Plante diurétique et emménagogue pour Pline, stimulante dans des affections avec défaut d'« action vitale » pour Cazin au XIXe siècle, le persil regorge de vitamines et minéraux, essentiels au bon fonctionnement de notre organisme, ainsi que de carotènes et flavonoïdes antioxydants. Il est tonique (anémie, asthénie) et stimulant de la digestion (soulage aussi les coliques). Action anti-inflammatoire et diurétique. Effet œstrogénique ; provoque les règles, soulage les dysménorrhées et les troubles menstruels. Action vasodilatatrice sur les vaisseaux sanguins (mais effet contraire à forte dose).

Règles douloureuses, troubles circulatoires, pour faciliter la digestion : infusion de 20 g de feuilles séchées pour 1 l d'eau, laisser infuser 10 min puis filtrer et boire plusieurs tasses réparties dans la journée. La racine est utilisée aussi, ainsi que les graines (effet plus marqué mais à suivre par un médecin). En usage externe, pour le sevrage, en traitement des plaies et piqûres d'insecte en compresses d'infusion deux fois par jour.

À dose élevée, l'huile essentielle a des effets abortifs (limiter l'usage du persil pendant la grossesse) et hallucinogènes (son utilisation devra être suivie médicalement) ; elle irrite le tractus gastro-intestinal et le système rénal ; des atteintes hépatiques et cardiaques ont été observées.

Les racines sont récoltées la première année, à l'automne, avant fructification (car ensuite elles deviennent ligneuses). Les graines sont récoltées la deuxième année. Pour les feuilles récoltées au printemps et à l'automne, se fier à l'odeur afin d'éviter toute confusion avec la petite ciguë.

Gynécologie ; rhumatologie et douleurs

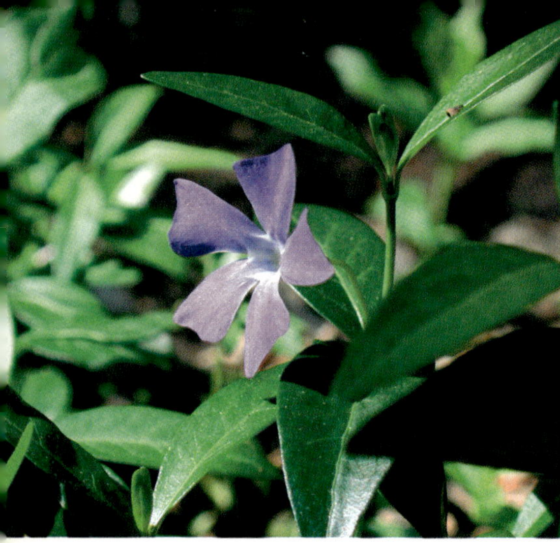

Perverche

Vinca minor L. *Apocynaceae*

Insuffisance circulatoire cérébrale

PLANTE DES VOSGES

Violette des sorciers et fleur bleue des poètes, elle se rencontre dans les sous-bois où elle forme des tapis d'un beau vert foncé et luisant d'où s'échappent des fleurs bleues solitaires à cinq pétales semblant en mouvement.

La récolte des feuilles a lieu avant la floraison, qui débute en mars.

Activité stimulante sur le flux sanguin cérébral et son oxygénation (par la présence d'un alcaloïde, la vincamine). Elle fut utilisée comme apéritif fortifiant. Elle arrête la sécrétion lactée. Effet hypotenseur et vasodilatateur, limitant la fragilité capillaire, favorisant l'irrigation du cerveau, d'où une amélioration des symptômes neurologiques liés à la sénescence, par exemple vertiges et pertes d'équilibre, mémoire, certains troubles de la vision ou de l'audition. Astringente par ses tanins, elle est hémostatique sur les saignements de nez ou hémorragies utérines, et utilisée en gargarisme dans les aphtes, gingivites ou amygdalites.

En cas d'insuffisance circulatoire cérébrale, de troubles liés à l'âge (sénescence) : gélules de poudre dosées à 300 mg environ, trois fois par jour au moment des repas. Feuilles utilisables en extrait fluide (50 gouttes deux fois par jour) ou en infusion de 10 min (20 g de feuilles séchées pour 1 l d'eau, 3 tasses pas jour), mais très amères.

Aucune toxicité pour la petite pervenche aux doses préconisées. À éviter en cas de grossesse, de mastopathie et de cancer du sein. D'autres pervenches sont antitumorales (et toxiques à fortes doses), comme la pervenche de Madagascar.

Petit houx
ou fragon

Ruscus aculeatus L. *Liliaceae*

Hémorroïdes
Jambes lourdes

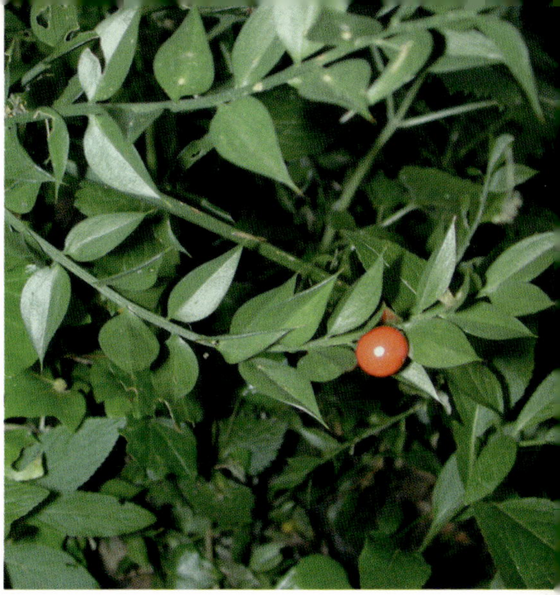

Répandu dans le Sud de la France, cet arbrisseau ligneux, toujours vert, possède des feuilles terminées par une épine ; les fleurs sont petites et verdâtres, et ses fruits rouges ; la racine est noueuse, articulée et striée d'anneaux.

Le rhizome et la racine sont récoltés à l'automne

Utilisé depuis des siècles comme diurétique, il a surtout une action tonique sur les veines, anti-inflammatoire et diminuant les œdèmes (par un mécanisme alpha-adrénergique dû à des saponosides). Les flavonoïdes (rutoside) complètent son action en améliorant la résistance des capillaires. Il est donc indiqué dans les troubles de la circulation veineuse et lymphatique, tels que jambes lourdes et hémorroïdes, le syndrome prémenstruel ou les troubles de la circulation dus à la prise de contraceptifs oraux (« pilule »).

En gélules de poudre, trois fois par jour. En décoction : 60 g/l à faire bouillir 10 min puis infuser 20 min, à boire en trois fois en dehors des repas. Il existe de nombreux extraits dosés aussi bien en usage interne qu'externe (pommades ou crèmes).

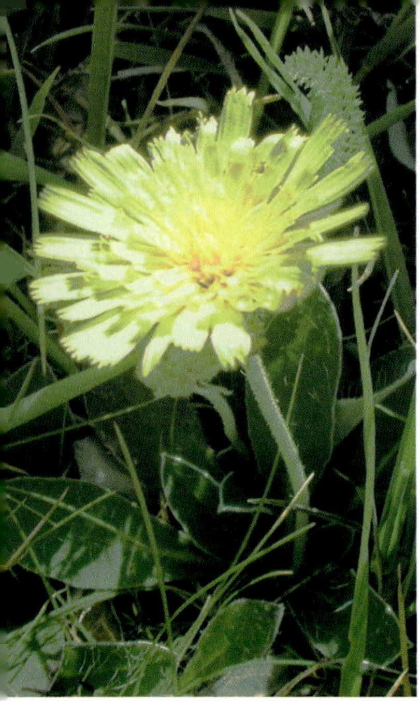

Piloselle

Hieracium pilosella L. *Asteraceae*

Stimulante de la fonction rénale
Anti-œdémateux (membres inférieurs) en cas d'obésité

PLANTE DES VOSGES

Plante herbacée des prés d'altitude et des rocailles, vivace, de petite taille ; feuilles en rosettes, ovales, allongées et munies de nombreux poils longs sur les deux faces, d'où son nom d'« oreille de souris » ; tige terminée par une fleur unique jaune soufre ; le fruit est un akène à aigrette.

Effet diurétique ; une coumarine, l'ombelliférone, stimule la « sécrétion biliaire », et possède une activité antibiotique, en particulier contre la brucellose (usages vétérinaires). Plante très utilisée de nos jours pour ses facultés amaigrissantes de par son effet de drainage (diurétique). Ce n'est qu'à l'état frais qu'elle montre ses propriétés astringentes.

La plante entière est récoltée pendant la floraison en juillet, puis séchée.

En cas de rétention d'eau, d'œdème ou pour un usage amaigrissant : 10 g de plante séchée pour 1 l d'eau bouillante, laisser infuser 10 min et filtrer, puis boire 1 tasse matin et midi ; ou gélules (6 par jour à 300 mg environ) ; ou encore extrait fluide, à raison de 30 gouttes dans 1 verre d'eau.

Pissenlit

Taraxacum officinale Weber ex F. H. Wigg. *Asteraceae*

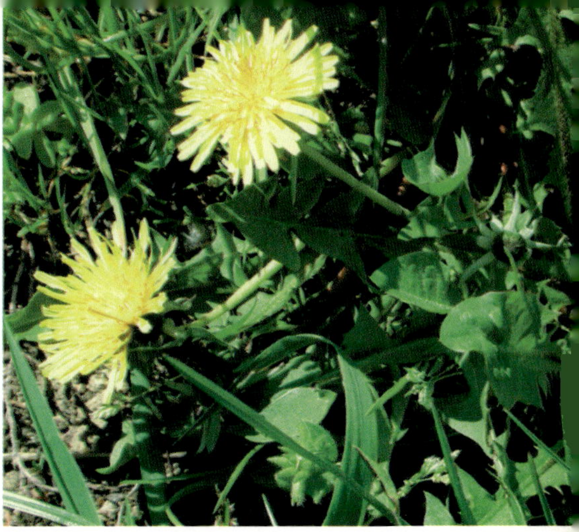

PLANTE DES VOSGES

Constipation
Rhumatismes
Acné
Insuffisance hépatobiliaire
Lithiase biliaire
Hypercholestérolémie
Dermatoses
Hémorroïdes

Plante vivace à forte racine pivotante de couleur brun rougeâtre ; feuilles basales glabres et profondément découpées en dents aigües, d'aspect lancéolé. Les capitules floraux solitaires apparaissent de mars à octobre. Un latex blanc est présent dans toutes les parties de la plante.

Les feuilles se récoltent toute l'année, mais le plus souvent au printemps. Les racines se récoltent en septembre ; quand le pissenlit est cultivé, ce sont les racines de la deuxième année qui sont utilisées

Nommé *Herba diuretica* au Moyen Âge, c'est-à-dire favorisant l'élimination rénale, mais également dépuratif. Permet l'élimination des « toxines » en favorisant la sécrétion de bile par le foie (effet cholérétique) et la vésicule biliaire (effet cholagogue ou de « chasse » biliaire), mais également par les reins.

Problème de vésicule biliaire : infusion 10 min de 1 cuillerée à soupe de racines (empêche la formation de calculs, ainsi que les feuilles) ou 20 g de feuilles (facilite la dissolution des calculs biliaires) dans de l'eau bouillante, boire 2 tasses par jour, 1 h après les deux repas principaux. Dépuration : 2 gélules à 300 mg au moment du repas du matin et à midi, avec une bonne quantité d'eau. La cure de pissenlit au printemps reste d'actualité !

En cas d'occlusion des voies biliaires ou de calculs biliaires, il faut éviter le pissenlit et prendre l'avis d'un médecin. De rares allergies au contact avec le latex ont été signalées.

Urologie ; digestion et transit ; dermatologie ; circulation sanguine ; rhumatologie et douleurs

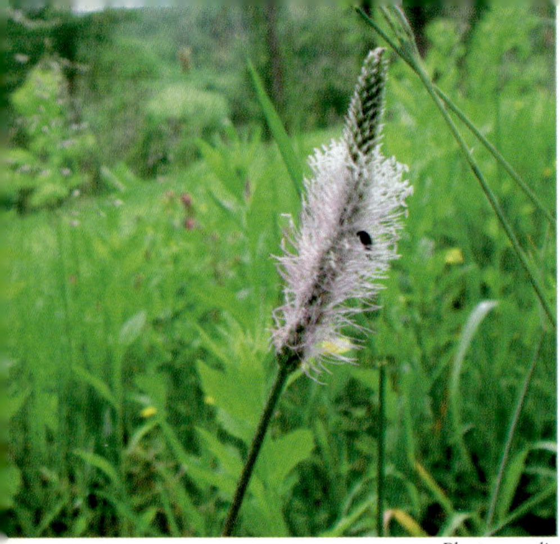

Plantago media

Plantains

PLANTE DES VOSGES

Plantago sp. Plantaginaceae

Plante antiallergique en ORL
Remède de campagne en cas de plaie

Plante vivace ; feuilles en rosette ; fleurs en épis cylindriques ou ovoïdes, portés par des tiges ramifiées. Très fréquente sur les chemins de terre, talus, terrains vagues, également à proximité des orties.

Les feuilles sont récoltées de juin à septembre.

Les plantains lancéolé, majeur et moyen, courants dans la France entière, ont des effets antibactérien, hémostatique, anti-inflammatoire et antiallergique (sur les allergies respiratoires ou en externe sur piqûres d'insecte) et antitussifs. Le plantain lancéolé est actuellement considéré comme le plus efficace en usage externe, mais le plantain majeur n'a pas dit son dernier mot ; le plantain moyen a une activité moindre.

En usage externe : compresses d'extrait aqueux préparé à froid à partir de 50 g de feuilles fraîches (recouvertes d'eau, puis macérées pendant 6 à 12 heures), du jus de la plante pur ou de la teinture mère pure (les préparations à chaud, infusions et décoctions, sont inactives en usage externe). Piqûres d'ortie, petites blessures : frotter des feuilles sur les parties atteintes, en attendant de pouvoir procéder à une bonne désinfection de la plaie. En collyre contre les irritations oculaires ; pommade en cas de piqûres d'insecte ou de crevasse. Usage interne : en cas d'asthme, pharyngite, laryngite, bronchite ou toux, infuser 5 min 1 cuillerée à café pour 1 tasse d'eau bouillante, filtrer, boire 3 tasses par jour en dehors des repas ; ou prendre avant les trois repas 1 gélule à 300 mg environ ; ou en sirop ; ou en extrait fluide (50 gouttes deux fois par jour).

Prêle des champs

Equisetum arvense L. *Equisetaceae*

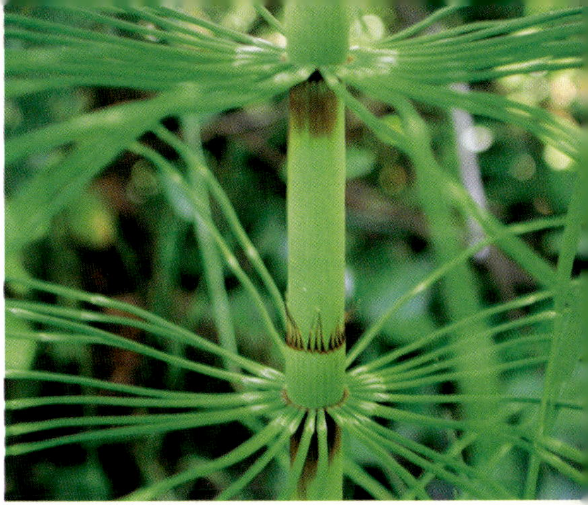

Diurétique
Reminéralisant

PLANTE DES VOSGES

Au printemps : tiges fertiles non ramifiées, courtes, munies d'un épi composé de 5 à 12 sporanges brunâtres caractéristiques. En été : rameaux stériles verts, ramifiés, disposés en verticilles, avec des branches latérales ailées.

Riche en matières minérales (potassium, silice, dont une fraction est soluble), la prêle est diurétique, augmente le nombre de globules blancs et améliore la résistance du tissu conjonctif, d'où une efficacité dans les affections rhumatismales. Elle est aussi hémostatique.

Usage interne : pour des problèmes rénaux, rhumatismes, obésité, ostéoporose, fracture osseuse, spasmophilie, infusion de 2 à 4 g de plante sèche pour 20 cl d'eau bouillante, laisser infuser 10 à 15 min et boire 3 tasses par jour. Macération à froid : 2 à 4 g de plante sèche pour 20 cl d'eau froide, laisser macérer 12 h, filtrer et boire en deux fois dans la journée. Extrait fluide : 25 gouttes dans 1 verre d'eau quatre fois par jour. L'effet reminéralisant est obtenu surtout avec la poudre de plante (6 gélules à 300 mg au moins par jour pendant plusieurs mois). Usage externe : pour la cicatrisation (en cas de varicelle par exemple), faire un macéré ou une infusion, à appliquer soit sur la peau, une fois refroidi ou tiède, soit sous forme de bain.

Ne pas confondre la prêle des champs avec la prêle des marais *(Equisetum palustre)*, qui contient des alcaloïdes toxiques et se développe en milieu humide, dans l'eau.

Récolte des rameaux stériles verts uniquement, pendant toute la belle saison. Dessiccation en plein soleil ou au four ; la plante garde longtemps ses propriétés.

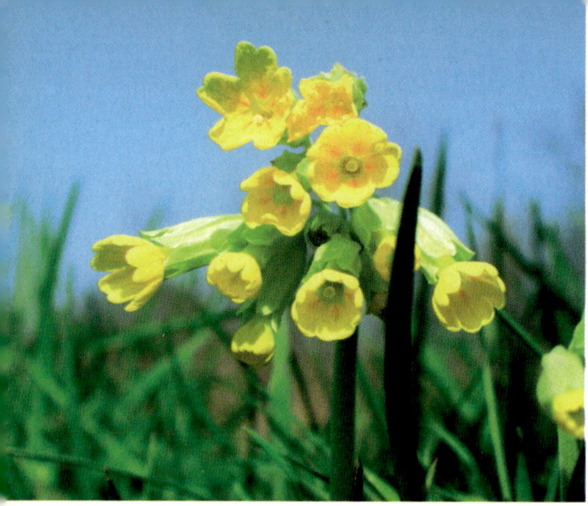

Primula veris

Primevère

Primula veris L. *Primulaceaee*

Expectorante
(bronchites états grippaux)
Analgésique

PLANTE DES VOSGES

Récolte des fleurs de mars à juin.

Le «coucou» est une jolie plante printanière, à rhizome et rosette de feuilles basale, un peu gaufrées ; les fleurs odorantes jaunes forment une ombelle penchée ; les pétales de cette espèce sont tachés d'orangé. Une espèce voisine, plus pâle et aux mêmes propriétés, *Primula elatior* (L.) Hill ne présente pas ces taches.

Appelé herbe à la paralysie dans l'Antiquité, sans doute par son effet sur la douleur, les rhumatismes et les œdèmes (dérivés salicyliques ; l'abbé Kneipp la préconisait contre l'arthrite), et en usage externe sur les contusions. Action expectorante (fluidifiant les sécrétions) et émolliente, d'où son activité dans les bronchites, états grippaux et pneumonies ; activité antispasmodique (du moins pour la primevère élevée, *Primula elatior* (L.) Hill, avec laquelle elle croît souvent, bien qu'elle soit plus familière des lieux humides, forêts ou prairies ; cette dernière présente de plus des propriétés antibiotique et antifongique).

Infusion de 5 à 8 g (soit 3 à 5 cuillerées à café) de fleurs par litre, infuser 10 min et boire en trois fois dans la journée. La présence du calice, évitée dans les campagnes, peut donner un peu d'amertume.

L'utilisation des deux primevères sauvages ne pose aucun problème. Certaines primevères horticoles provoquent des dermatites allergiques : pas question de les utiliser en infusion.

Propolis

Cire, résine ou baume

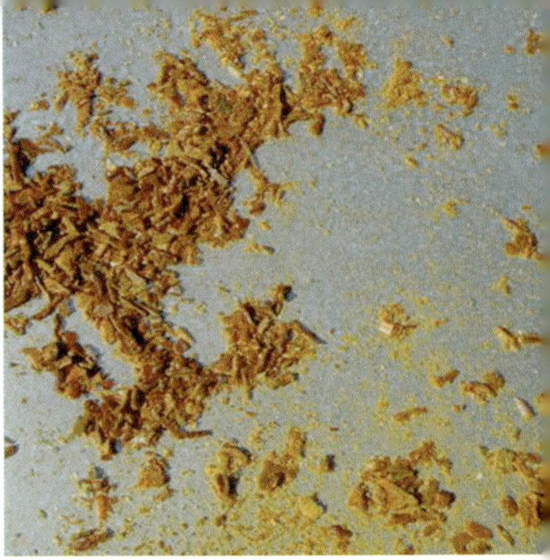

Renforce les défenses immunitaires
Rhinopharyngites
Affections de la peau
Muqueuse buccale

Connue depuis l'Égypte et la Grèce antique, mais popularisée seulement après la guerre des Boers au XIXe siècle, où elle servit à désinfecter et cicatriser les blessures, la propolis est un enduit dont les abeilles se servent pour vernisser toutes les surfaces intérieures de la ruche afin d'en assurer l'étanchéité et la solidité. Elles la fabriquent à partir de diverses résines qu'elles recueillent sur les bourgeons et l'écorce des arbres (surtout sur les peupliers et les conifères), et auxquelles elles ajoutent de la cire et des sécrétions salivaires. La propolis joue également un rôle hygiénique en créant une couche protectrice contre les invasions microbiennes ou fongiques.

Récolte au printemps ou à la fin de l'automne par raclage et grattage des cadres des ruches

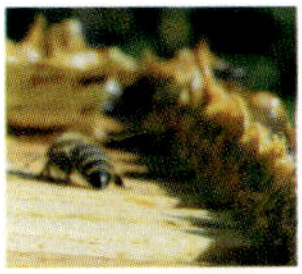

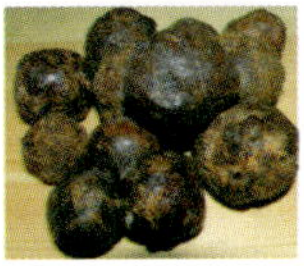

Ses vertus antiseptique, anti-inflammatoire et antioxydante sont bien documentées (rhinopharyngites, affections de la peau, gingivites, infections de la muqueuse buccale, caries et plaques dentaires, symptômes de l'herpès génital, de l'asthme, etc.). Elle est souvent associée à l'échinacée et à une source de vitamine C pour prévenir et traiter les maladies infectieuses. La propolis peut améliorer l'efficacité de certains médicaments antifongiques ou antibiotiques (étudiée contre *l'Helicobacter pylori)*. Stimule l'immunité non spécifique et les macrophages.

Prescrite en gélules (1 g par jour en trois fois ; 2 g si crise aigüe). Existe sous de nombreuses formes à usage externe ou en collutoire pour la gorge.

Réactions allergiques possibles.

Respiration et ORL ; dermatologie

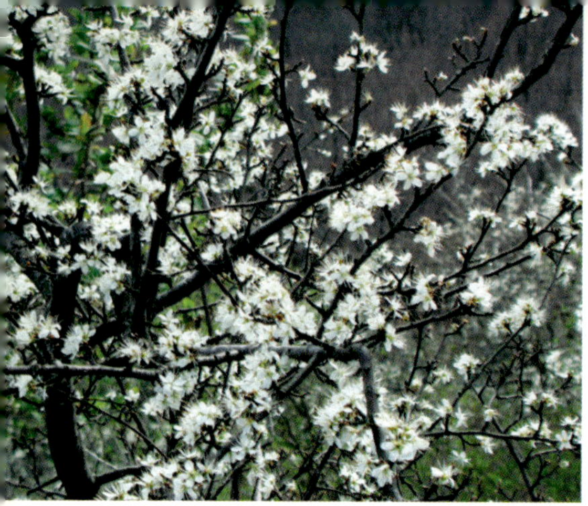

Prunelle

Prunus spinosa L. *Rosaceae*

Tonique
Antidiarrhéique (fruits)
Laxatif doux (fleurs)

PLANTE DES **VOSGES**

Le prunellier est un arbuste épineux de la famille des rosiers, églantiers et aubépines, dont les fruits sont bleus, et acerbes, astringents au goût. Autrefois préparés en eau-de-vie par distillation, ou par macération en teinture mère.

Les fleurs sont récoltées vers le mois d'avril et séchées. Les fruits sont récoltés une fois blets, lorsque les premières gelées les ont rendus plus doux.

Les fruits, riches en vitamines, acides organiques, tanins et oligoéléments, sont toniques et antidiarrhéiques. Les usages sont traditionnels, la plante n'ayant guère été étudiée par la science ; les fleurs ou fruits faisaient partie de nombre de pharmacies domestiques à la campagne.

En cas de fatigue générale, de croissance, après accouchement, bouillir quelques minutes une poignée de fruits (incomplètement mûrs et donc très astringents, ou blets) par litre et boire à volonté. Il est possible de boire le jus, en général mélangé à celui d'autres fruits rouges et sucré au miel car son astringence est extrême à l'état pur. Les fleurs favorisent au contraire les éliminations : laxatif largement recommandé par l'abbé Kneipp car inoffensif, diurétique et dépuratif (rhumatismes, goutte et éruptions infantiles).

L'amande des fruits, qui contient de l'acide cyanhydrique, sera dangereuse selon la quantité.

Queues de cerise
ou pédoncules de griottier

Prunus cerasus subsp. cerasus
var *griotta* Ser. *Rosaceae*

PLANTE DES VOSGES

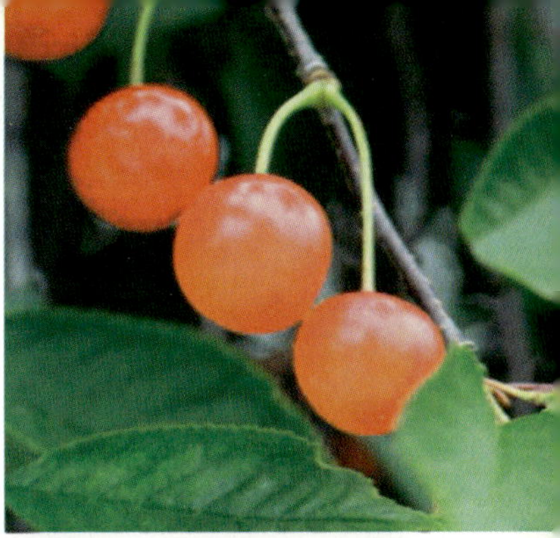

Diurétique (insuffisance rénale légère
hypertension légère au stade débutant)
Œdèmes

Le cerisier est un arbre indigène de 2 à 5 m, cultivé, à fleur blanche. Son fruit est une drupe rouge dont le pédoncule fructifère forme un filament grêle, de 4 cm de long environ, vert brunâtre.

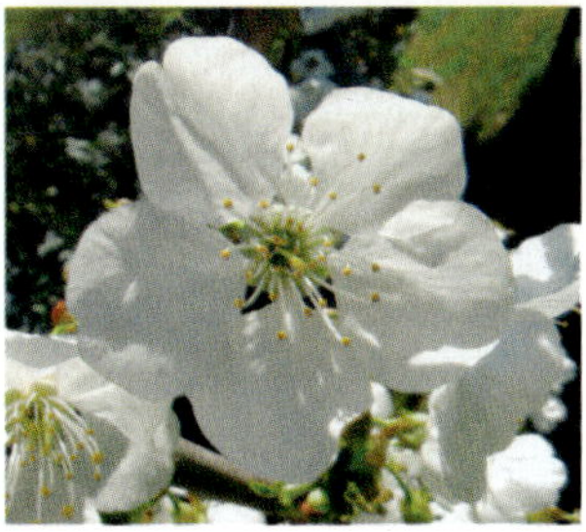

Les queues de cerise sont récoltées à maturité des fruits, en juin-juillet.

Les queues de cerise sont connues depuis des siècles comme dépuratif et diurétique sans effet indésirable. Les usages traditionnels, très répandus dans les campagnes européennes, tels qu'insuffisance rénale, néphrites et cystites, lithiases urinaires, œdèmes d'origine cardiaque (insuffisance ventriculaire gauche), rhumatisme goutteux, relèvent en fait des propriétés diurétiques dues à la présence de flavonoïdes et de sels de potassium. Ces deux types de composants favorisent l'élimination rénale de l'eau et combattent l'inflammation en cas de cystites (adjuvant). Les fruits du griottier comme d'autres cerisiers sont riches en vitamines, oligoéléments et acides de fruits, leur donnant une action dépurative en cures, légèrement laxative et tonique.

Décoction (ou infusion : moins efficace, mais souvent en association synergique avec d'autres plantes renforçant leur action) de 30 g de queues de cerise par litre pendant 10 min, boire 1 l par jour, de préférence chaud, ou prendre des gélules de plante à raison de 2 gélules à 300 mg au moment des repas.

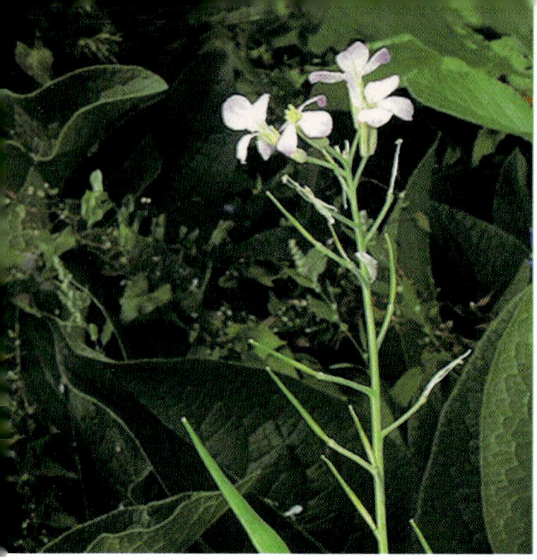

Radis noir

Raphanus sativus L.
var. *niger* Mill. Kerner *Brassicaceae*

Constipation
Spasmes des voies biliaires

Plante potagère de la famille du chou, présentant une racine charnue, noire à l'extérieur et de chair blanche ; les fleurs sont blanches ou rosées à 4 pétales.

La racine est prélevée à l'automne.

Riche en dérivés soufrés, la racine a des propriétés antiseptique, antibactérienne et expectorante (d'où les usages populaires dans ce sens). Propriétés apéritives, effet cholagogue (utile dans les dyskinésies biliaires et la stimulation du système immunitaire). Rôle protecteur contre le cancer ; le jus cru agirait sur les ulcères gastriques et duodénaux. En favorisant l'excrétion (antispasmodique des voies biliaires) de la bile et en stimulant les contractions intestinales, il prévient l'apparition des calculs biliaires. Comme le cresson, le chou et le navet, le radis noir est riche en composés soufrés capables d'inhiber en laboratoire le développement des cancers : des études ont montré que la consommation de tels légumes était corrélée avec une moindre incidence de cancers.

Il existe plusieurs spécialités pharmaceutiques contenant du jus de radis noir. Troubles du flux biliaire et constipation : 1 cuillerée à soupe de jus de radis noir dilué dans 1 verre d'eau, trois fois par jour.

À dose élevée, le radis noir cru irrite les muqueuses et provoque des problèmes digestifs et urinaires.

Raifort

Armoracia rusticana P. Gaertn, B. Mey & Scherb. *Brassicaceae*

Facilite et accélère la digestion des matières grasses

Plante vivace montant jusqu'à 90 cm, le raifort est originaire d'Europe du Nord. Sa tige ramifiée porte d'amples feuilles et des fleurs blanches à 4 pétales en forme d'épis.

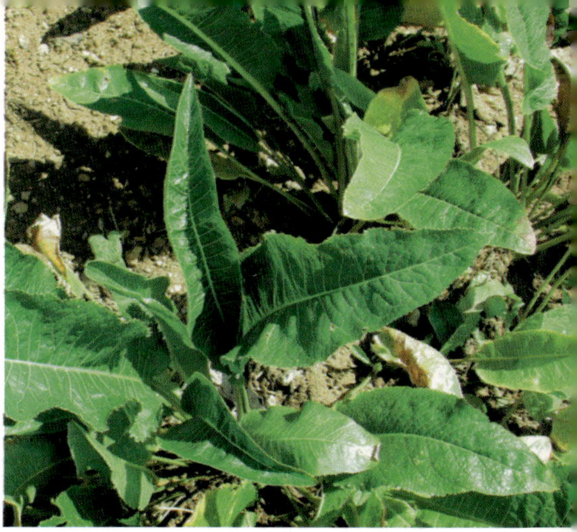

La racine est récoltée à l'automne.

Devenu une plante condimentaire (remplace la moutarde dans les pays d'Europe de l'Est), il possède de nombreuses propriétés curatives : stimule et excite la digestion, augmente la sécrétion urinaire, favorise la transpiration, combat les rhumes (légèrement antibactérien). Il est employé en usage populaire (racine râpée et mêlée de sucre par exemple) en cas de toux et bronchites, car il fluidifie les sécrétions – comme le radis noir, une autre plante de la famille des choux. De plus, il est riche en vitamine C ; les marins avaient coutume d'en emporter de grandes quantités.

Préférer les spécialités pharmaceutiques pour éviter tout effet irritant.

À consommer avec modération pour éviter une irritation de l'appareil gastro-intestinal ; réserver les préparations concentrées pures (jus, teinture mère ou extrait fluide) au corps médical. À cause de son action rubéfiante pouvant parfois provoquer un afflux sanguin et des inflammations, il est déconseillé aux enfants et aux sujets sensibles. Huile essentielle et cataplasmes peuvent entraîner rougeurs et irritations de la peau.

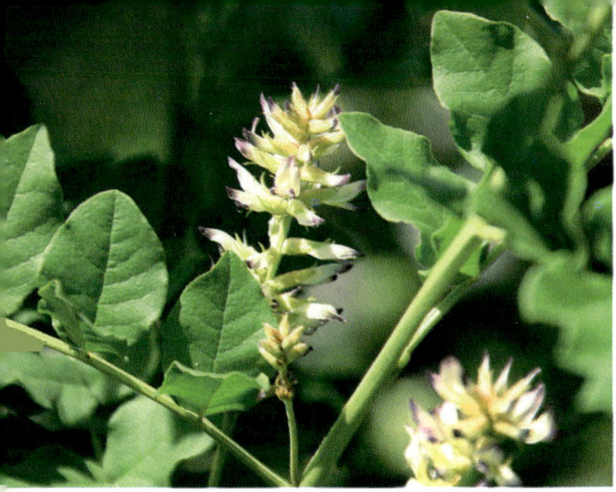

Réglisse

Glycyrrhiza glabra L. *Fabaceae*

Gastrites
Ulcères de l'estomac
Toux catarrhales
Bronchites
Affections inflammatoires
de la peau

La réglisse pousse à l'état sauvage dans les prairies ensoleillées des Balkans et de l'Asie du Sud-Ouest. Les racines et stolons sont récoltés à l'automne, sur des pieds de 3 ans. Ils sont ensuite lavés, coupés et séchés.

Plante vivace aux racines odorantes, la réglisse est une herbe de 1 à 1,5 m de haut, aux feuilles composées, à fleurs violettes et dont le fruit est une gousse.

Ses racines au goût sucré contiennent des principes actifs puissants dont la glycyrrhizine, qui lui confère des propriétés hépatique, expectorante, respiratoire et anti-inflammatoire, mais qui favorise aussi l'hypertension avec œdèmes et la baisse du potassium.
La réglisse est indiquée pour ses usages antiviraux et anti-inflammatoires et pour traiter les ulcères gastriques ou duodénaux (effet protecteur sur les muqueuses), la gastrite chronique, les maux de gorge, l'amygdalite, la toux, les aphtes, les infections virales (le rhume, notamment), les inflammations du système respiratoire (telles que les catarrhes, la toux et la bronchite), et en usage externe dans l'eczéma, le psoriasis et l'herpès.

Utilisée (6 semaines maximum) avec les repas en gélules de poudre (de 0,6 g en cas de simple gastrite à 15g de poudre par jour pour des besoins médicaux), en extrait fluide (1 cuillerée à café trois fois par jour) ou en infusion de 10 min (1/2 cuillerée à café par tasse, 3 tasses par jour).

Contre-indiquée en cas d'hypertension, d'insuffisance rénale grave, d'insuffisance cardiaque, de grossesse et d'allaitement. Interactions avec la digitaline et ses dérivés, certains diurétiques, les corticoïdes ainsi que les contraceptifs oraux.

Reine-des-prés

Filipendula ulmaria (L.) Maxim. *Rosaceae*

PLANTE DES VOSGES

États grippaux
Maux de tête
Rhumatismes
Obésité

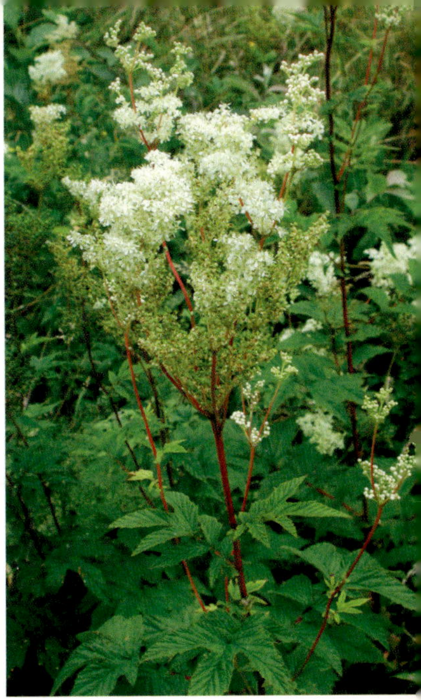

Grande plante aimant les lieux humides ; fleurs blanches, odorantes, à l'aspect cotonneux, diffusant un parfum subtil. Ce parfum, d'un précurseur de l'aspirine appelé salicylate de méthyle, est à l'origine des propriétés anti-inflammatoire et fébrifuge.

Diurétique augmentant le volume urinaire, à effet natriurétique (élimine le sodium) et surtout kaliurétique (élimine le potassium). Antirhumatismal, anti-inflammatoire par ses dérivés salicylés (substances chimiquement proches de l'aspirine), qui sont actifs sur certaines rhinopharyngites. Traite toutes les rétentions de liquide de l'organisme (hydropisie, œdèmes, hydarthroses), ainsi que les rhumatismes (y compris rhumatisme articulaire aigu) et les lithiases urinaires.

Les sommités fleuries doivent être récoltées avant leur complet épanouissement en juin-juillet, puis bien séchées car elles contiennent beaucoup d'eau.

Contre les rhumatismes, maux de tête et états grippaux, ou comme diurétique en cas de surpoids : 1 cuillerée à soupe de sommités séchées pour 1 tasse d'eau à peine frémissante (au-delà de 90 °C, les salicylates s'éliminent), laisser infuser 10 min à couvert, boire 3 à 4 tasses par jour, dont la première à jeun ; ou 1 à 2 gélules à 300 mg environ aux trois repas.

Les dérivés salicylés sont contre-indiqués en cas d'allergie ou d'intolérance à l'aspirine. L'effet kaliurétique peut poser des problèmes pour les personnes sous traitement allopathique antihypertenseur kaliurétique.

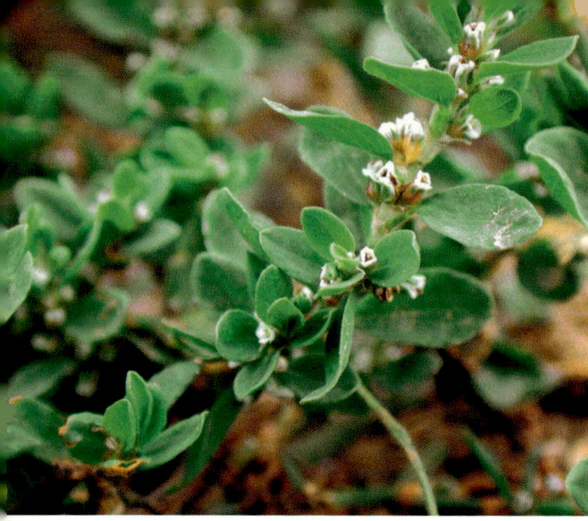

Renouée des oiseaux

Polygonum aviculare L. *Polygonaceae*

Diarrhées
Hémorroïdes
Toux
Bronchites

PLANTE DES VOSGES

Petite plante passant souvent inaperçue ; tiges étalées diffuses ; petites fleurs blanches ou rosées à l'aisselle des feuilles (linéaires ou lancéolées). On la trouve près des habitations, des terrains vagues et sur les chemins. La renouée du Japon, plante mellifère envahissante, est une autre espèce buissonnante.

Cueillette au moment de la floraison, en juin ou juillet ; former des bottes pour le séchage

La renouée des oiseaux est riche en tanins, flavonoïdes et mucilages. La plante entière possède des propriétés tonique (en particulier dans les tuberculoses, grâce à la silice), antidiarrhéique (entérites, dysenterie et entérocolites sanguinolentes) et antihémorragique (tube digestif en particulier). Utilisée également en Chine dans les dysenteries. Utile pour calmer la soif des diabétiques. Augmente la résistance de l'organisme, dans le traitement posttuberculose par exemple ; propriétés sécrétolytique et expectorante dans les cas de bronchites et de toux. Avec ou sans racine, la plante intervient en usage populaire pour traiter des diarrhées rebelles aux dérivés de l'opium.

Dans les troubles digestifs et pulmonaires, faire bouillir 10 min 50 g de plante sèche pour 1 l d'eau, puis laisser infuser 10 min, boire 4 tasses par jour.

Ricin

Ricinus communis L. *Euphorbiaceae*

Huile laxative

Arbuste à feuilles persistantes à l'état sauvage, comportant des fleurs femelles et des capsules piquantes rouges qui contiennent les graines.

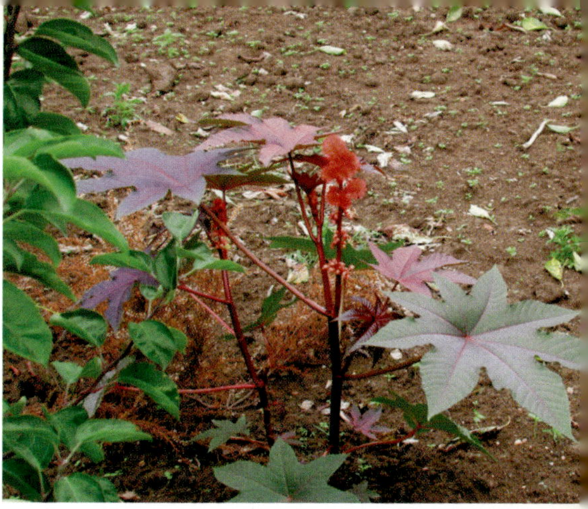

Originaire d'Afrique de l'Est, le ricin est cultivé dans toutes les régions tropicales. La capsule est récoltée toute l'année juste avant sa maturation, qui se poursuit par une exposition au soleil.

Utilisée depuis des millénaires, l'huile servait à « purifier » l'organisme, et elle sert encore en cas d'empoisonnement. L'huile de ricin est un laxatif puissant, stimulant la motricité et les sécrétions du côlon. Elle déclenche des spasmes intestinaux 3 à 5 h après son ingestion. L'huile est utilisée en Inde, en massage des seins pour stimuler la lactation (à éviter sans contrôle médical !), d'où son usage homéopathique en Europe. L'huile intervient aussi dans des préparations cosmétiques.

La graine est potentiellement toxique ; l'ingestion d'un petit nombre (3 à 5) est mortelle chez l'enfant. L'huile est réservée à un usage épisodique et de durée brève (1 cuillerée à soupe par jour pendant moins de 10 jours). La prise régulière peut entraîner des troubles intestinaux graves (par la présence d'acide ricinoléique), une perte de potassium susceptible de provoquer des troubles graves du rythme cardiaque, et une diminution de l'absorption de certaines vitamines (A, D, E, K). À proscrire en cas de grossesse.

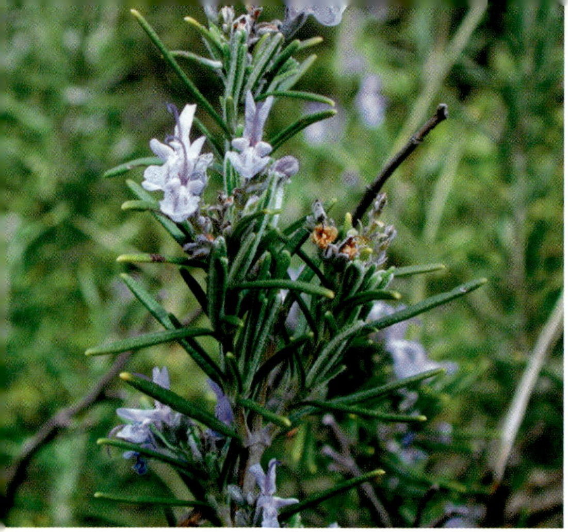

Romarin

Rosmarinus officinalis L. *Lamiaceae*

Dyspepsie
Ballonnements
Constipation
Infections bronchiques et ORL

Arbrisseau aromatique dont la tige peut atteindre 2 mètres, le romarin se divise en nombreux rameaux aux feuilles opposées, étroites. Ses fleurs sont bleu violacé.

Les sommités fleuries se récoltent à la floraison, d'avril à mai ; les feuilles en toute saison.

Il a de multiples propriétés digestives (cholagogue et cholérétique) : affections hépatiques et biliaires, hépatites ; en usage externe (huile essentielle) sur les rhumatismes articulaires et les douleurs musculaires. Tonique et stimulant général, donnant d'excellents résultats chez les personnes affaiblies, asthéniques, déprimées ou fatiguées. Propriétés immunostimulantes, action antioxydante et vertus antiseptiques : actif dans les infections bronchiques et ORL, et antispasmodique (toux). Facilitant les fonctions d'élimination urinaire et digestive, il peut accompagner les cures de chimiothérapie.

Usage interne : sphère digestive, 1 cuillerée à café de plante séchée pour 1 tasse d'eau bouillante, infuser 10 min, boire 3 tasses par jour entre les repas ; ou gélules à 300 mg de poudre, à raison d'1 à 2 gélules au moment des repas. Infections bronchiques : 2 cuillerées à café de plante séchée par prise, une à deux fois par jour. Usage externe : rhumatismes, foulures, entorses, torticolis, infusion de 50 g pour 1 l d'eau, laisser infuser 15 à 30 min et utiliser en compresses chaudes.

Ne pas employer chez la femme enceinte ou allaitante, ni chez le nourrisson (l'huile essentielle est neurotoxique et épileptisante à cet âge). Son usage interne est déconseillé sans surveillance médicale.

Ronce

Rubus fruticosus (groupe Eubatus) *sensu latu Rosaceae*

Diarrhées légères
Maux de gorge

PLANTE DES VOSGES

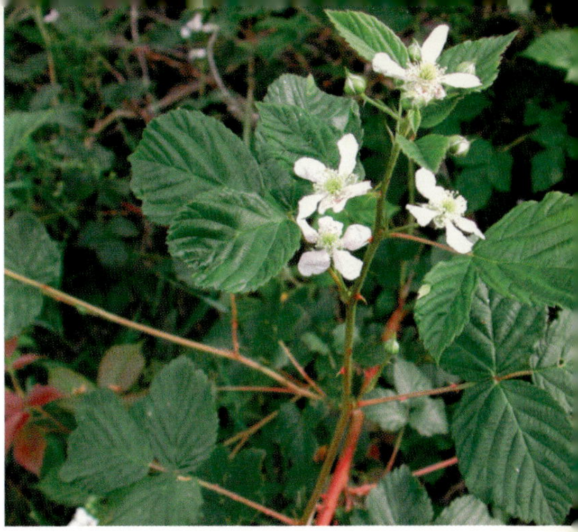

Arbrisseau grimpant très variable, à épines se détachant facilement; longues tiges radicantes au sol; feuilles piquantes, 3 à 5 folioles; fleurs blanches ou roses; le fruit est une mûre à plusieurs carpelles charnus rouges, puis noir pourpré. Pousse dans les bois, buissons, terrains vagues, endroits découverts. On en dénombre plusieurs dizaines d'espèces, elles-mêmes déclinées pour l'Europe en près de 2 000 sous-espèces.

Les feuilles jeunes, fines et tendres sont cueillies de préférence au printemps avant la floraison, ou hors floraison toute l'année en cas de besoin.

Les feuilles, riches en tanins et flavonoïdes, sont astringentes, antidiarrhéiques, hémostatiques et diurétiques, d'où leur utilisation dans les domaines gastro-intestinal, dermatologique et buccopharyngé. Leur action hypoglycémiante justifie l'emploi en infusion dans le diabète. Elles possèdent aussi des propriétés antibactériennes sur certains streptocoques et une action protectrice sur les vaisseaux capillaires.

En cas de diarrhée légère ou de troubles intestinaux: 10 à 50 g de feuilles sèches pour 1 l d'eau en infusion de 10 min, à boire en trois fois dans la journée. En décoction, même quantité, pendant 15 min : gargarismes en cas d'ulcérations de la gorge, d'aphtes, de stomatites et de gingivites.

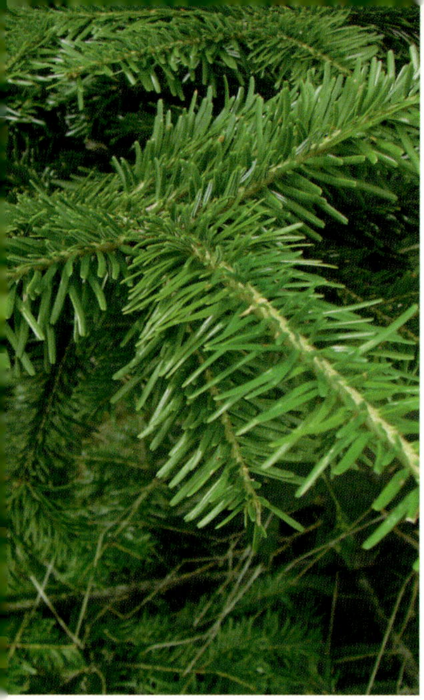

Sapin

Abies pectinata (Lam.) Lam. & A. D. C. *Pinaceae*

Rhinopharyngite
Bronchite

PLANTE DES VOSGES

Grand conifère atteignant 50 m, commun entre 400 et 1 000 m ; aiguilles vertes, face supérieure plus ou moins luisante, face inférieure blanchâtre ou glauque (2 sortes de stries blanchâtres parallèles) ; cônes dressés, bourgeons non résineux, brun rougeâtre.

Bourgeons : antiseptiques des voies respiratoires par l'huile essentielle (térébenthine). Résine : effet cicatrisant sur les plaies et ulcères.

La récolte des bourgeons a lieu en avril-mai.

N'existe que sous forme de remède traditionnel. Les bourgeons de pin, en revanche, sont commercialisés sous différentes formes (mêmes propriétés). Exemple de sirop de bourgeons (à préparer en avril-mai, le jour de la récolte) : cueillir 1 kg de bourgeons en plein soleil (maximum de sève) ; dans un pot de terre, mettre en alternance sucre et bourgeons, par couches ; ajouter 1 ou 2 verres d'eau-de-vie et 1 verre d'eau fraîche pour couvrir le mélange à parties égales de sucre et de bourgeons ; fermer le couvercle avec une pâte d'eau et de farine (conserve le goût) ; au bain-marie 1 h 30 ; puis filtrer et presser ; prendre 1 cuillerée à soupe en cas de grippe ou de toux. En tisane (il s'agit souvent de pin, en réalité) : 20 à 30 g de bourgeons par litre, infuser 10 min à couvert et boire en plusieurs fois dans la journée.

La récolte sauvage est interdite.

Sarriette

Satureja montana L. *Lamiaceae*

Affections digestives
Bronchites

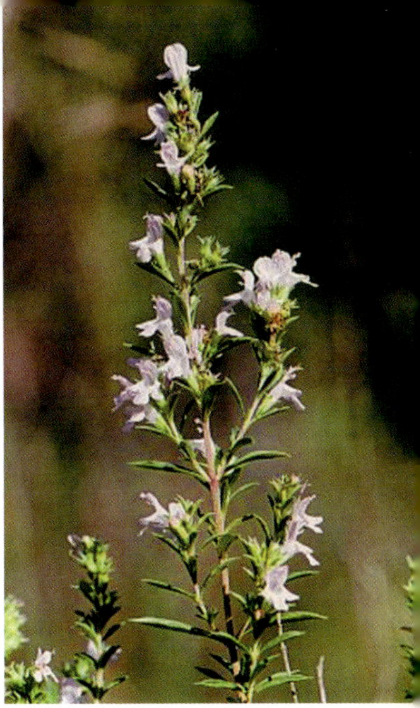

Sous-arbrisseau à feuilles coriaces et étroites, à fleurs blanches ou roses d'odeur agréable ; cultivée ou échappée des jardins.

Son huile essentielle possède des propriétés antispasmodique et antibactérienne. La plante est citée en médecine traditionnelle dans les entérocolites aigües (effet carminatif et sur les spasmes), comme antibactérienne dans les bronchites, et en usage externe contre les aphtes et le muguet, comme antifongique dans les mycoses cutanées et enfin comme « excito-stupéfiante » ou « aphrodisiaque ».

Feuilles et sommités fleuries sont récoltées au début de la floraison, en juin.

En usage interne (éructations, flatulences, diarrhées, bronchites) : 20 g de sommités fleuries par litre d'eau, infuser 10 min, boire 3 tasses par jour. En usage externe : nettoyer les petites plaies avec une infusion ; en cas de mycose, appliquer localement une compresse d'infusion ; gargarismes trois à quatre fois par jour avec l'infusion.

L'huile essentielle est irritante pour la peau ; son usage par voie orale en cas de cystites ou de bronchites devra être réservé à un cadre médical.

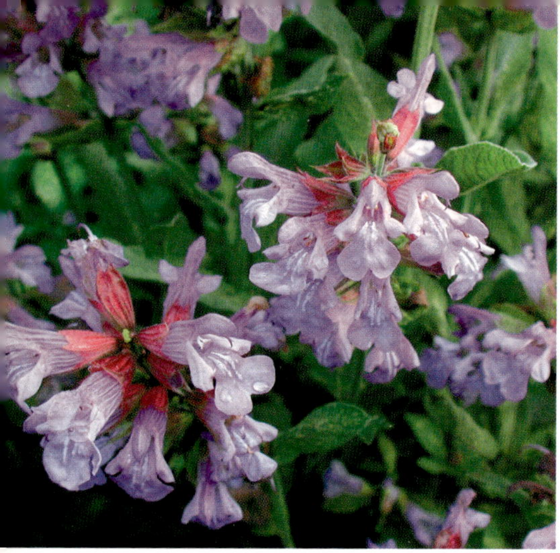

Sauge

Salvia officinalis L. *Lamiaceae*

Troubles de la ménopause
Affections digestives
Affections pulmonaires ou ORL

Sous-arbrisseau de 70 cm de haut environ, odeur aromatique caractéristique ; feuilles épaisses, oblongues, de couleur vert-gris, ayant un aspect cotonneux sur la face inférieure. Fleurs violet-bleu.

Les feuilles sont récoltées en été, avant la floraison, ou en automne. Il faut les sécher.

Action antisudorale, emménagogue, spasmolytique, antiseptique, convulsivante à haute dose, à propriétés œstrogéniques. Propriétés calmante (tisane du soir), à faible dose ; tonique, stimulante digestive ou pulmonaire à forte dose. Éléments astringents, bactéricides, antifongiques et antioxydants, à l'origine de l'utilisation dans les inflammations buccopharyngées. Antispasmodique (troubles digestifs).

Transpiration, bouffées de chaleur, troubles menstruels, problèmes digestifs : en infusion, 1 cuillerée à café de plante sèche pour 150 ml d'eau bouillante, laisser infuser 10 min, filtrer et boire 3 à 4 tasses par jour, et au moment du coucher ; ou sous forme de gélules à 300 mg environ, à raison de 1 à 2 gélules trois fois par jour. Gargarismes : utiliser une infusion (15 min) préparée avec 1,5 cuillerée à café de plante sèche pour 100 ml d'eau bouillante, filtrer, laisser refroidir.

L'huile essentielle, épileptisante et neurotoxique, est réservée aux médecins spécialisés en aromathérapie.

Saule blanc

Salix alba L. *Salicaceae*

États grippaux
Douleurs
Rhumatismes

PLANTE DES VOSGES

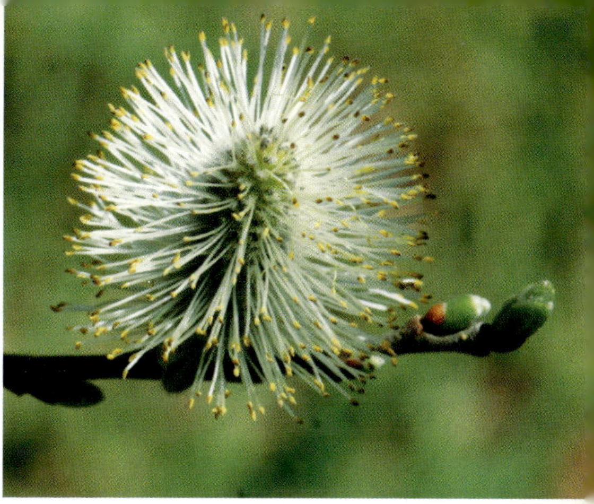

L'écorce est récoltée en mars avant la floraison.

Le saule est un grand arbre des cours d'eau et lieux humides (la théorie des signatures établissait une correspondance avec les affections de type «pieds mouillés»), aux rameaux flexibles et feuilles lancéolées soyeuses, et aux fleurs jaunes en chatons.

L'écorce de saule, panacée autrefois, est tonique, fébrifuge, amère et carminative. L'acide salicylique (d'où l'on tire l'aspirine, et dont le nom vient du saule) était à l'origine extrait du saule et de la reine-des-prés. Ces deux plantes restent aujourd'hui d'un usage intéressant, car elles contiennent plusieurs dérivés salicylés d'action complémentaire et présentent moins d'effets secondaires que leurs principes actifs isolés. L'écorce, anti-inflammatoire et antirhumatismale, combat les douleurs et la fièvre.

Fièvres, maux de tête, états grippaux, rhumatismes, douleurs : décoction de 2 à 3 g d'écorce pendant 10 min, filtrer, 1 tasse avant chaque repas ; ou 3 gélules à 300 mg environ par jour.

Les dérivés salicylés sont contre-indiqués en cas d'allergie ou d'intolérance à l'aspirine. À utiliser sous contrôle médical dans beaucoup d'affections cardiovasculaires par exemple, car la plante fluidifie le sang (augmente l'effet des anticoagulants) ou en cas de prise d'anti-inflammatoires (augmente le risque d'hémorragie).

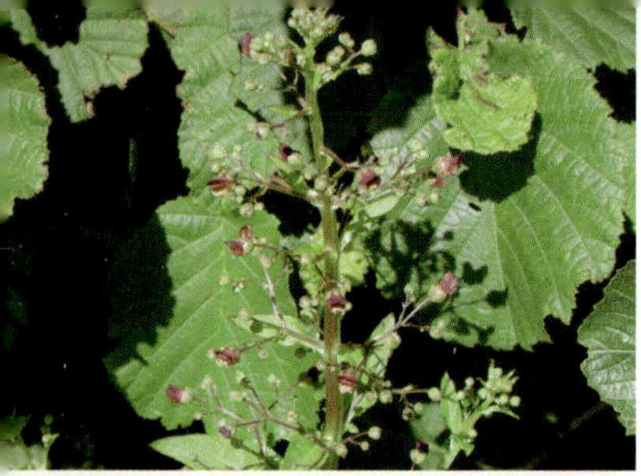

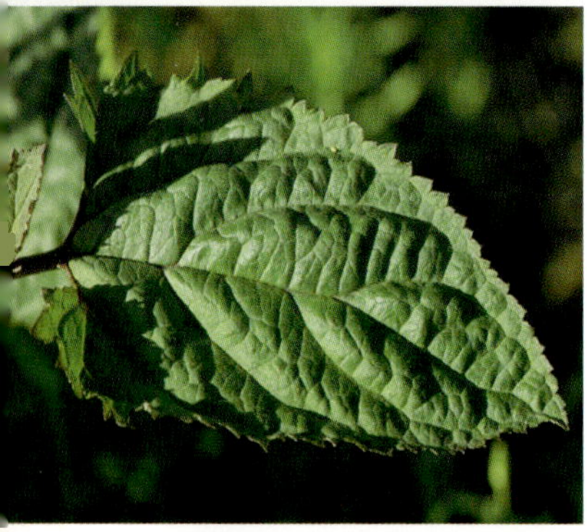

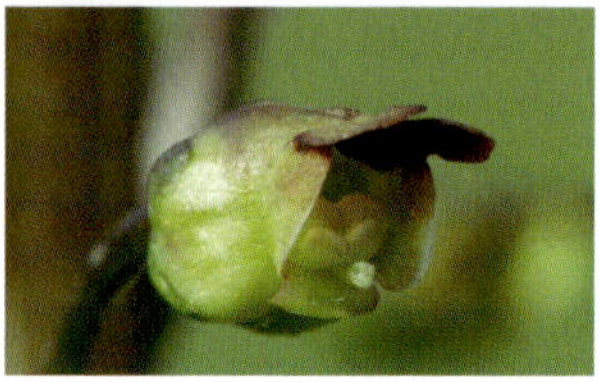

Scrofulaire

Scrophularia nodosa L. *Scrophulariaceae*

Douleurs rhumatismales
Arthrite
Tendinite
Lumbago

PLANTE DES VOSGES

Originaire d'Europe, d'Asie centrale et d'Amérique du Nord, cette plante pousse dans des lieux humides et marécageux et à basse altitude. Vivace, elle mesurer jusqu'à 1,5 m de haut, possède une grosse tige solide de forme carrée et des fleurs brun rouge discrètes, d'odeur déplaisante.

Son nom fait allusion à son ancien usage, jusqu'au XVIIIe siècle, dans le traitement des scrofules (lésions souvent tuberculeuses des ganglions lymphatiques). L'harpagoside et l'harpagide (les mêmes principes actifs que dans l'harpagophytum) ainsi que l'aucuboside sont reconnus pour leur action sur les douleurs, les inflammations arthritiques.

La scrofulaire noueuse est donc utilisée pour calmer les douleurs rhumatismales, l'arthrite, la périarthrite, l'arthrose, les lumbagos, les tendinites et les entorses : 1 cuillerée à café d'extrait fluide trois fois par jour, ou 50 gouttes de teinture mère trois fois par jour pendant 10 jours, puis réduire la dose au tiers. Elle possède aussi, aux mêmes doses, des propriétés dépuratives en cas de maladie de la peau, d'abcès, d'adénite (inflammation des ganglions), d'eczéma ou de psoriasis.

On récolte les parties aériennes pour les extraits fluides avant la floraison (avant mai), et les racines à l'automne ou au printemps.

La scrofulaire est déconseillée lors de la grossesse et de l'allaitement, chez les enfants et en cas d'ulcère gastroduodénal ; elle présente des interactions avec certains médicaments cardiovasculaires et anticoagulants. Ne pas dépasser les doses prescrites. Elle provoque des vomissements et la diarrhée en cas d'abus.

Séné

Cassia angustifolia Vahl *Fabaceae*

Laxatif

Petit arbrisseau d'Inde, du Yémen et des régions désertiques, aux feuilles composées de folioles, aux fleurs jaunes veinées de brun en gousses de 3 à 5 cm de long.

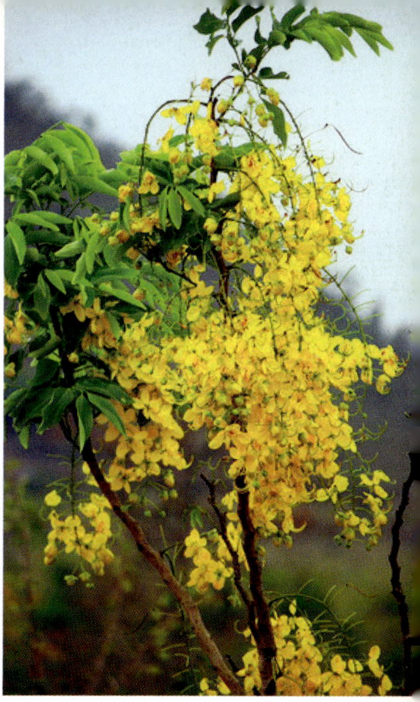

Feuilles et gousses sont récoltées en septembre, puis séchées au soleil.

Grand remède laxatif d'Arabie, puis célèbre lors des purges du temps de Molière, qui en ridiculisa l'usage. Nombre d'espèces tropicales voisines sont utilisées de la même façon. Le séné renferme des flavonoïdes, des mucilages et surtout des sennosides anthraquinoniques (comme la cascara et la bourdaine) qui en font un laxatif fiable mais irritant. Agit en augmentant le péristaltisme (mouvements de l'intestin) et le volume des selles, mieux hydratées. Laxatif aux doses habituelles, devient purgatif à plus forte dose. Employé en traitement symptomatique (10 jours maximum) de la constipation lorsque les mesures diététiques sont inefficaces. Agit 10 à 12 h après la prise. Utiliser en relais des plantes riches en fibres, comme l'ispaghul.

500 mg de gélules de poudre par jour en deux fois. Infusion (10 min) de 1 cuillerée à café (ou 2 maximum) de folioles (ou 10 gousses : moins irritant) par tasse une fois par jour. Nombreuses spécialités pharmaceutiques bien dosées.

Remède réservé à l'adulte, à manier avec prudence. Ne pas utiliser en cas de grossesse, d'allaitement et de traitement du cœur aux digitaliques. Déconseillé en cas de maladie inflammatoire du côlon, d'occlusion ou de troubles digestifs inexpliqués.

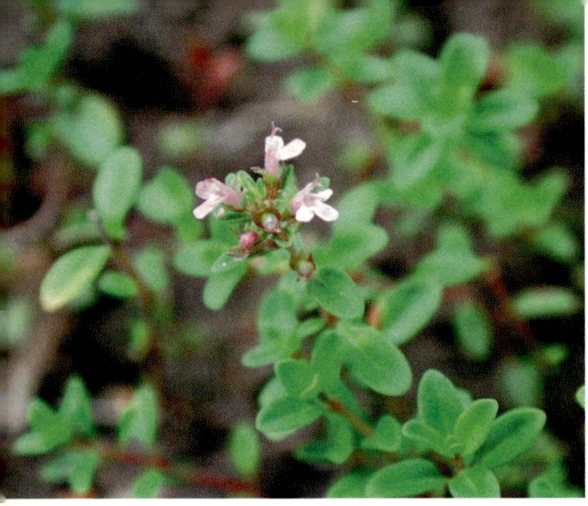

Serpolet

Thymus serpyllum L. *sensu latu Lamiaceae*

Fluidifiant en cas de toux
Antiseptique
des voies respiratoires

PLANTE DES **VOSGES**

Espèce collective, aux nombreuses sous-espèces et variétés. La plus fréquente dans le massif vosgien est *Thymus chamaedrys* Fries : sans stolon, à tige ascendante ou dressée, velue sur ses 4 angles, vivace, à fleurs roses ou rougeâtres, à odeur forte, à feuilles presque toujours glabres. D'autres espèces sont pourvues de longs stolons rampants.

Les sommités fleuries sont récoltées de juin à septembre.

Très aromatique en tisane, la plante est reconnue pour ses effets antiseptique, antibactérien et antifongique, mais aussi antiviral, confirmant ainsi son usage dans la grippe. Tonique général, peut-être vaguement aphrodisiaque (même si des auteurs ont récemment mentionné des propriétés antigonadotropes, qui pourraient justifier une action sur la ménopause) et légèrement antidépresseur. L'huile essentielle présente toutes les propriétés de celle du thym, en plus faible : effets antispasmodique sur les intestins et les toux quinteuses (coqueluche et emphysème), expectorant, antibactérien, antifongique et antiviral. Le serpolet est considéré comme un « thym doux », facile à utiliser pour les enfants.

1 cuillerée à soupe de serpolet sauvage (ou 2 g de serpolet coupé menu) pour 50 cl d'eau, laisser infuser 10 min en couvrant, puis filtrer ; boire 2 à 3 tasses par jour

Soja

Glycine max (L.) Merr. *Fabaceae*

Bouffées de chaleur
Troubles de la pré-ménopause
et de la ménopause

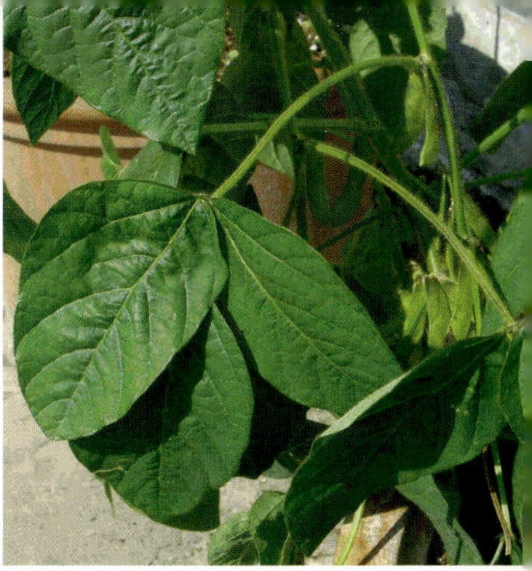

Plante annuelle de la famille des légumineuses (différente du haricot mungo qui donne les pousses de soja). Plante grimpante proche du haricot, le soja est une herbe de 30 à 130 cm recouverte de poils, aux feuilles à 3 folioles comme le haricot, aux fleurs blanches ou pourpres et aux fruits en gousses velues.

Les parties utilisées sont les graines, qui sont récoltées en automne quand la teneur en eau est inférieure à 14 %.

Les extraits de soja non OGM à teneur standardisée en isoflavones agissent un peu à la manière des œstrogènes (et ne contiennent guère de protéines). On a beaucoup vanté l'effet des isoflavones de soja pour contrer les bouffées de chaleur en se référant aux statistiques du Japon où l'on en consomme beaucoup. Les gynécologues prescrivent souvent une association de phytoestrogènes et de phytoprogestérones (avec pré- et probiotiques pour améliorer la digestion et permettre la bonne assimilation des phytohormones).

En alimentation, les Asiatiques consomment surtout du soja fermenté, pour diminuer les facteurs limitant l'absorption d'autres substances. L'effet bénéfique sur la santé cardiovasculaire en général est plus prononcé lorsque l'on remplace complètement les protéines animales par les protéines de soja ou lorsque l'on utilise la lécithine de soja extraite aussi de la graine.Les isoflavones de soja sont indiqués dans la préménopause avec hypoestrogénie, pour réduire les bouffées de chaleur et autres troubles de la ménopause et prévenir la perte osseuse, à la dose de 60 mg d'isoflavones par jour (sous forme de spécialité dosée) pour une femme de 60 kg environ.

Ces phytoestrogènes sont déconseillés aux femmes enceintes et proscrites en cas de tumeur hormonodépendantes. Certaines personnes sont allergiques au soja.

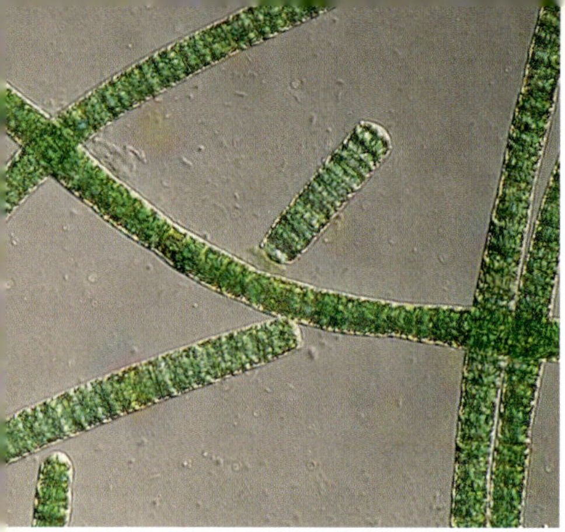

Spiruline

Arthrospira platensis et *maxima Phormidiaceae*
(division des *Cyanobacteria*, dites algues bleues)

Effet coupe-faim
Fortifiant
Fatigue
Convalescence

Les Aztèques tiraient du lac Texoco une sorte de « boue » bleue à haute valeur nutritive, le tecuitlatl ou spiruline. Celle-ci est obtenue par filtration dans des eaux ou lacs chauds, salés et alcalins. Lors de la récolte, la température de l'eau doit être entre 20 et 25°.

La principale espèce actuellement offerte sur le marché est *Arthrospira platensis*. Elle est cultivée dans de nombreux pays, mais doit être bien contrôlée car les algues bleues concentrent les métaux lourds. La spiruline contient près de 70 % de protéines (soit deux fois plus que le soja ou la levure de bière, et trois fois plus que le poisson ou la viande maigre) et des acides gras essentiels (gamma-linolénique, oméga-6). La spiruline est également très riche en vitamines (A, B12 non assimilable, E), en fer et en bétacarotène.

Ses propriétés antioxydante et immunostimulante sont très étudiées en cancérologie. De par sa richesse en protéines (effet « coupe-faim »), elle est recommandée en période d'exercices de musculation et en période d'amincissement. Indiquée en cas de fatigue, convalescence. Un fortifiant pour tous les âges.

Bien qu'aucun dosage spécifique n'ait été établi pour les emplois thérapeutiques, la dose courante de spiruline, comme supplément alimentaire, se situe aux alentours de 1 à 5 g par jour. Prendre les gélules avant un repas. Comme la spiruline est un aliment très concentré et qu'elle a des propriétés détoxicantes, il est recommandé de commencer par une dose de 1 g par jour et d'augmenter celle-ci de 1 g par semaine si besoin.

Sureau

Sambucus nigra L. *Caprifoliaceae*

Toux
Rhume
État grippal

PLANTE DES VOSGES

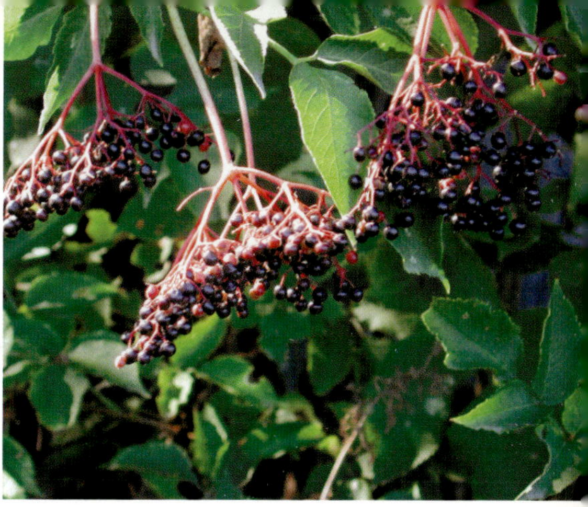

Arbuste pouvant atteindre 10 m de haut, souvent ramifié dès la base. Écorce grise, verruqueuse et mince, écailleuse et crevassée; rameaux droits et dressés, à moelle blanche avec de nombreuses lenticelles; feuilles à 5 ou 7 folioles ovales, dentées, un peu velues sur les nervures; fleurs blanc-crème, régulières et odorantes en corymbes terminaux; baie verte, puis noir luisant portée par un pédicelle rougeâtre, contenant un suc rouge.

Fleurs sèches: activent les glandes sudoripares et augmentent les sécrétions bronchiques. Fruits: purgatifs, diurétiques et sudorifiques. Écorce: diurétique (rhumatismes, goutte, rétention urinaire) et laxative (inusité aujourd'hui).

Toux, rhumes et grippe: 1 cuillerée à soupe de fleurs pour 25 cl d'eau bouillante, infuser 10 min, boire 3 tasses par jour. Usage laxatif: jus de 20 g de baies dans 1 tasse d'eau chaude le matin.

La consommation de fruits crus ou mal cuits peut induire nausées et vomissements. Éviter toute confusion avec le sureau hièble *(Sambucus ebulus L.)*, grande herbacée à odeur forte et désagréable, dont la tige robuste présente des sillons en surface; les feuilles sont à 7, 9 ou 11 folioles; les fleurs blanches sont en bouquets terminaux et le fruit dressé en grappe, alors que le sureau noir présente des grappes pendantes.

Fleurs : récolte vers la fin juin, en plein épanouissement, sécher vite à l'abri de l'humidité pour garder leur couleur blanc-jaunâtre. Baies : recueillir à l'automne. Écorce : un peu avant la floraison (qui débute fin avril), racler légèrement l'épiderme gris pour prélever l'écorce verte, qui sera employée fraîche.

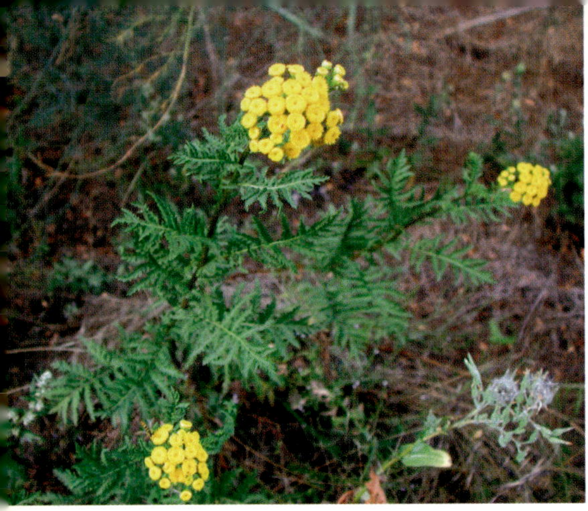

Tanaisie

Tanacetum vulgare L. et var. *crispus Asteraceae*

Troubles gastriques
et digestifs
Tonique et stimulant

PLANTE DES VOSGES

Les sommités fleuries sont récoltées en été, à l'éclosion des fleurs.

Plante vivace poussant en larges touffes et pouvant atteindre 1,6 m de haut, fortement aromatique, à tige dressée, à feuilles composées en forme de plume et à capitules jaune d'or. Pousse sur des terrains incultes, au bord des chemins et à proximité des étendues d'eau. Le cultivar *crispus,* très aromatique, est utilisé dans différentes liqueurs de type chartreuse, ambroisie ou arquebuse. Les parties terminales des jeunes feuilles de la variété vulgaire sont utilisées comme épice en petites quantités en Angleterre.

L'huile essentielle, tétanisante et abortive, contient des substances camphrées, et de la thuyone toxique à forte dose. Vermifuge historique (ascaris et oxyures) à forte dose, antispasmodique à dose usuelle (colites et coliques, douleurs gastriques, nervosisme) ; favorise la menstruation, tonique, fébrifuge, antiseptique et utile en cas de faiblesse générale.

Étant donnée sa toxicité, la tanaisie ne sera utilisée que ponctuellement (1 g de fleurs ou 2 g de sommités fleuries par tasse en infusion de 10 min en usage unique) et sous contrôle médical, son absence de toxicité par voie interne ou externe n'étant pas garantie. À proscrire complètement en cas de grossesse ou d'allaitement.

Thé vert

Camelia sinensis L. *Theaceae*

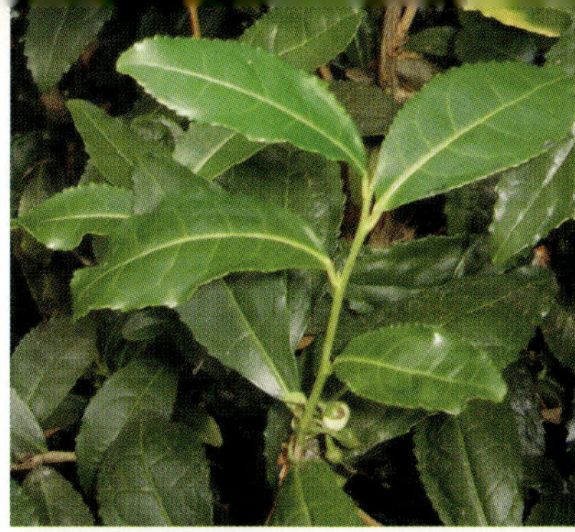

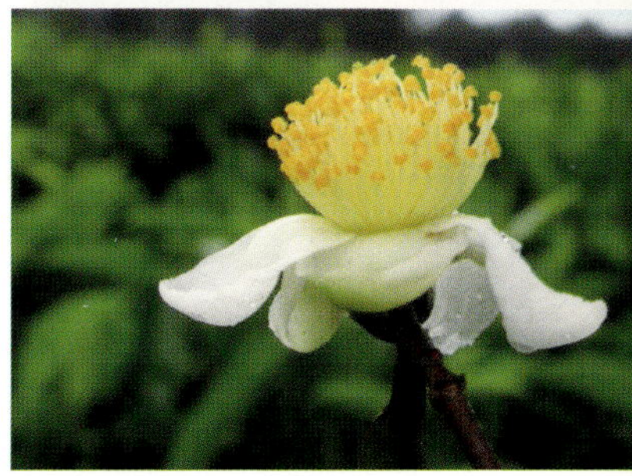

Facilite la digestion
Fatigue
Excès de poids

Pendant des siècles, tout le thé du commerce fut blanc ou vert, le processus d'oxydation des feuilles n'ayant été découvert qu'à l'époque Ming (du XIVe au XVIIe siècle). Le théier est un petit arbre pouvant atteindre 10 m de hauteur à l'état sauvage, mais qui dans les cultures est maintenu à 2 m maximum. Le thé vert (non fermenté) est plus riche en antioxydants que le thé noir.

D'après les recherches actuelles, il semble faciliter la digestion, stimuler l'activité physique et intellectuelle, augmenter le pouvoir de résistance du corps aux maladies, accélérer l'élimination des graisses et des toxines, favoriser la régénération de la peau, prévenir la carie dentaire en protégeant l'émail des dents, agir contre les humeurs dépressives, réduire les risques de maladies cardiovasculaires et d'accidents vasculaires cérébraux.

Cueillette jusqu'à quatre fois par an ; le bourgeon ou pekoe est le plus recherché, puis les feuilles les plus jeunes, vert clair, puis les feuilles plus larges.

Préparation : faire infuser le thé vert (en feuilles de préférence) 8 à 10 min dans de l'eau à 70-80 °C pour son effet antioxydant (les catéchines le rendent alors plus amer et astringent ; 3 min seulement si on le boit en dehors des préoccupations de santé, pour le plaisir et le goût). L'essentiel de la caféine (ou théine) est extraite dès les 30 premières secondes ; pour éviter la caféine, jeter cette première infusion, puis recommencer l'opération. Il faut en moyenne 2,5 g de thé par tasse (1 cuillerée à café rase).

Pour éviter de diminuer l'absorption du fer contenu dans les végétaux, il faut consommer le thé 1 à 2 h avant ou après le repas.

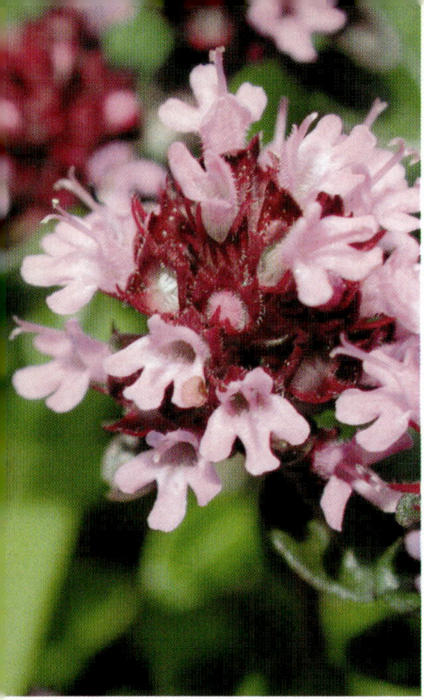

Thym

Thymus vulgaris L. *Lamiaceae*

Fluidifiant en cas de toux
Antiseptique des voies respiratoires
Indigestion
Ballonnements
Embarras gastriques
Infections urinaires et gynécologiques

Le *thymos* des anciens Grecs fut répandu par les moines pour ses usages culinaires et comme tonique général. Plante herbacée vivace, de plein soleil, originaire du bassin méditerranéen, préférant un sol riche et bien drainé. Les feuilles sont petites et étroites, de forme lancéolée, de couleur vert blanchâtre, cotonneuses et blanchâtres dessous. Les fleurs sont rosées ou blanches. Le thym dégage une forte odeur aromatique.

Feuilles : juste avant la floraison (avril-mai) ; sommités fleuries de mai à juin. Séchage avec précaution à l'abri du soleil.

Propriétés nombreuses : antibactérien, antimycosique, antispasmodique (digestion et toux) dans les affections digestives (indigestion, digestion lente, ballonnements, embarras gastriques), en cas d'asthénie, broncho-pulmonaires : fluidifiant en cas de toux, spasmes, en complément si asthme ou emphysème, enrouements passagers (trachéites), catarrhes, en complément dans la coqueluche.

En infusion : 2 cuillerées à café par tasse à couvert 5 min, boire plusieurs tasses par jour ; ou 900 à 1 500 mg de poudre en gélules ; ou en extrait fluide : 1/2 à 1 cuillerée à café plusieurs fois par jour. Très nombreux usages sous contrôle médical de l'huile essentielle (principes très actifs, antiseptiques mais irritants) tels qu' infections ORL (sinusites, otites, rhinopharyngites), infections urinaires (cystites, urétrites, infections gynécologiques, vaginites, cervicites), acnés et eczémas, etc. En usage local, pour décongestionner la muqueuse du nez (mélange de quelques gouttes d'huiles essentielles dont le thym, l'eucalyptus, la girofle).

Tilleul PLANTE DES VOSGES

Tilia platyphyllos Scop.
et *Tilia cordata* Mill. *Tiliaceae*

Troubles mineurs
du sommeil (fleurs)
Insuffisance hépatique
et digestive (aubier)

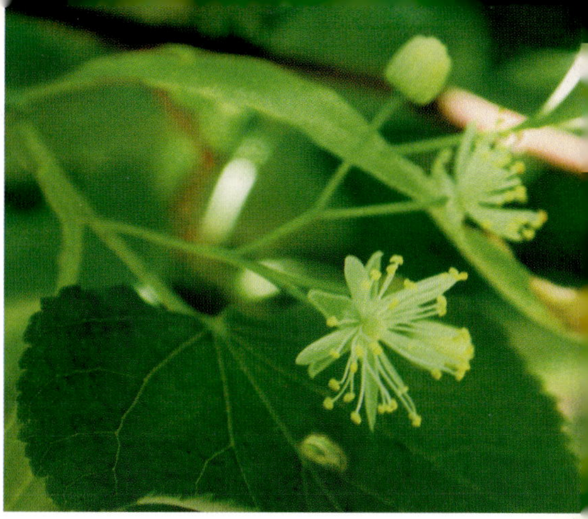

Arbre à croissance rapide, aux branches assez largement étalées; le tronc, à l'écorce lisse, se gerce avec l'âge. Les feuilles, caduques, sont simples, alternes, généralement en forme de cœur et à bord denté. Les fleurs sont groupées en cymes bipares à cinq sépales et cinq pétales libres de couleur blanc jaunâtre.

Les fleurs sont récoltées en juin ou en juillet (rapidement car elles se fanent vite), l'aubier en novembre.

Utilisé traditionnellement dans les inflammations locales et les bronchites, et comme sudorifique dans les refroidissements avec fièvre, bien qu'aucun principe actif ne semble responsable d'une activité sudorifique (effet diurétique possible par la présence de divers flavonoïdes). L'effet sédatif et hypnotique léger est en liaison avec la présence d'huile essentielle. L'aubier de tilleul est prescrit comme dépuratif dans les douleurs rhumatismales, comme stimulant de la sécrétion et de l'élimination de la bile en cas d'insuffisance hépatodigestive, de calculs biliaires ou rénaux (pour son effet antispasmodique) et de ballonnements.

Pour faciliter l'endormissement; infusion de 5 g de fleurs 5 min dans 1 l d'eau, boire 1 tasse le soir. Pour un effet dépuratif: décoction préparée avec 1 cuillerée à soupe d'aubier pour 1 tasse, faire bouillir 3 à 4 min et laisser infuser 10 min, boire 4 tasses par jour; ou prendre 1 gélule à 300 mg environ avant les trois repas.

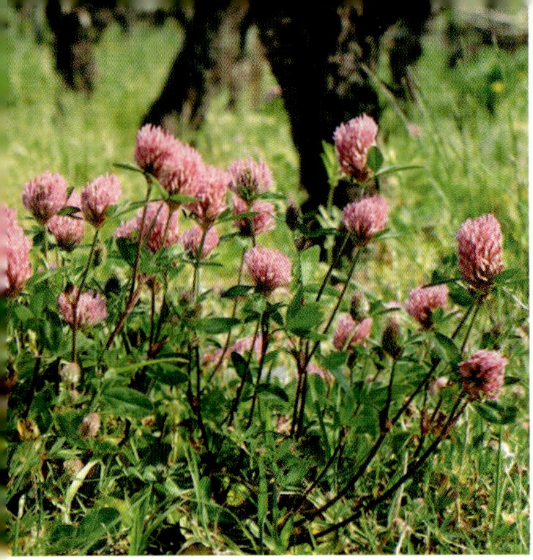

Trèfle des prés

ou trèfle rouge

Trifolium pratense L. *Fabaceae*

Troubles de la ménopause
Affections de la peau

PLANTE DES VOSGES

Plante vivace originaire d'Europe et d'Asie, d'installation spontanée dans les prairies, elle constitue une importante plante de pâturage et de fourrage, outre sa propriété de fixer l'azote atmosphérique dans le sol (un atout en agriculture). Différentes autres espèces euro-asiatiques sont à l'étude.

On récolte les sommités fleuries au moment de la floraison de mai à septembre.

Contient des extraits riches en isoflavones ou phytoestrogènes (différents de ceux du soja) qui, sous forme d'extraits dosés, sont utilisés pour atténuer les symptômes de la ménopause et l'ostéoporose et pour prévenir certains troubles cardiovasculaires, notamment chez les femmes. Des préparations populaires de trèfle rouge sont censées être anticancéreuses ; des études *in vitro* sur des souches de cancers humains l'ont confirmé mais, à ce jour, aucune recherche sur des humains n'a été effectuée. Les herboristes de divers pays, en Asie comme en Occident, lui attribuent des propriétés expectorante, diurétique, cholérétique, expectorante, antispasmodique et dépurative, ainsi qu'en usage externe pour soulager l'eczéma, le psoriasis, les démangeaisons cutanées.

Infuser 4 g de sommités fleuries séchées dans 250 ml d'eau bouillante durant 15 min, boire de deux à trois tasses par jour. Gélules de poudre de plantes : jusqu'à 4 g par jour ; en extrait fluide jusqu'à 3 ml par jour.

Ces phytoestrogènes sont déconseillés aux femmes enceintes et proscrites en cas de tumeur hormono-dépendantes.

Tribulus

Tribulus terrestris L. *Zygophyllaceae*

Dysfonctions sexuelles
Anabolisant végétal

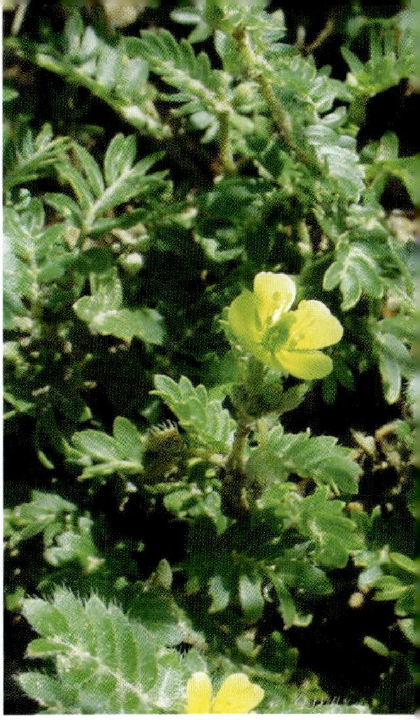

Originaire de l'Inde, il est également cultivé depuis des millénaires en Chine et en Afrique. Les fruits, parties utilisées en médecine, sont récoltés à maturité, en été.

Plante vivace tropicale aux longues tiges rampantes, à poils argentés, feuilles en général composées de 6 paires de folioles, petites fleurs jaunes. Son fruit étoilé porte des épines auxquelles s'accrochent les animaux, d'où le nom de tribulus, « piège à plusieurs pointes ».

En médecine traditionnelle chinoise, il est dit améliorer la fertilité et traiter les dysfonctions sexuelles (chez l'homme et la femme) ; selon des études chinoises, il prévient et traite l'hypertension artérielle et favorise la dilatation des artères coronaires en cas d'angine de poitrine. Il tonifie le foie et permet une augmentation des synthèses d'hormones. La tendance actuelle pour les fabricants est de normaliser les extraits de tribulus à 40 % de saponines, auxquelles on attribue les effets hormonaux sur l'hypophyse qui, selon des chercheurs bulgares, ferait augmenter les taux de testostérone, de DHEA et d'œstrogènes. Cela aurait un effet favorable sur les performances sportives, sur la libido (masculine et féminine) et sur l'augmentation des défenses immunitaires.

Le tribulus est très utilisé en nutrition sportive pour l'augmentation de l'énergie, de l'endurance musculaire et l'accroissement de la masse musculaire (effet dopant plus faible qu'avec la testostérone de synthèse !) : en gélules (500 mg à 2 g par jour en cures de 20 jours).

Respecter les doses prescrites, à cause d'un risque de lésions du foie et de l'œil à long terme. Contre-indiqué chez les femmes enceintes et allaitantes.

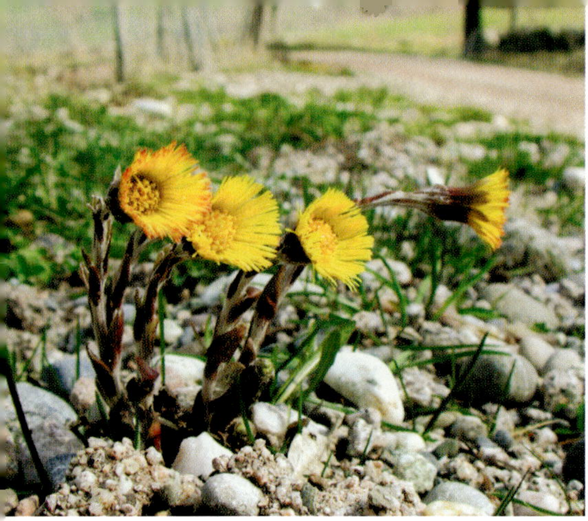

Tussilage

Tussilago farfara L. *Asteraceae*

Expectorant
Antitussif

PLANTE DES VOSGES

Plante herbacée pouvant atteindre 30 cm de haut; tiges florifères (fleurs composées jaunes) apparaissant en février et rosettes de feuilles seulement en avril. Après la floraison apparaissent des feuilles coriaces. Apparaît en grandes masses sur les talus, dans les endroits humides.

Les fleurs se récoltent avant leur épanouissement, à partir de février. La dessiccation doit se faire rapidement, à l'ombre, dans un courant d'air et sans brassage pour préserver la couleur jaune et toutes les qualités de la plante.

Feuilles et fleurs sont employées contre la toux sèche (irritation aigüe ou chronique bucco-pharyngée); effet antibactérien, stimulant respiratoire. Utilisations anciennes dans les cas de phtisie (tuberculose) scrofuleuse, les affections lymphatiques et les éruptions cutanées. Ses mucilages recouvrent les muqueuses d'une couche protectrice atténuant l'irritation et la toux.

Pour la Commission E (chargée des autorisations de médicaments à base de plantes au ministère de la Santé allemand), c'est le remède idéal contre les bronchites chroniques. Cependant, la Commission E donne une dose journalière maximale à ne pas dépasser, et recommande un traitement court, en tisane (1 cuillerée à café à infuser 10 min; plusieurs fois par jour) ou en extrait sec et non en poudre de plante.

La présence d'alcaloïdes pyrrolizidiniques potentiellement toxiques pour le foie dans les feuilles et les très jeunes fleurs incite à la prudence (usage à limiter à 10 jours; déconseillé chez les enfants).

Valériane

Valeriana officinalis L.
sensu latu Valerianaceae

PLANTE DES VOSGES

Sédative dans les troubles du sommeil
Calmante dans les états neurotoniques des enfants et des adultes

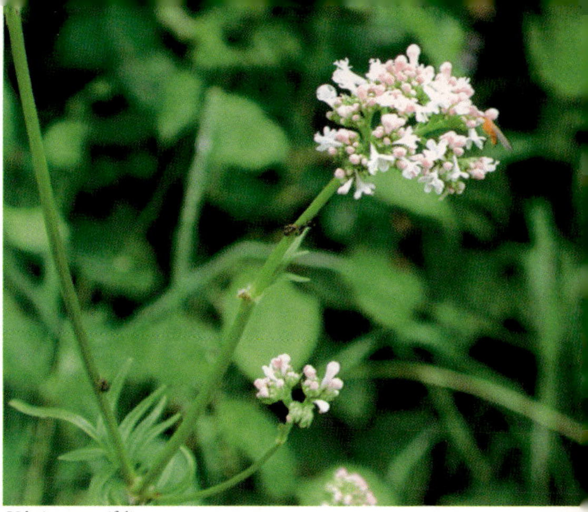

Valeriana tenuifolia

Plante herbacée vivace de 50 cm à 2 m de haut ; tige dressée, fleurs blanches ou roses disposées en cymes. Fruit : akène surmonté d'une aigrette de soies plumeuses. Odeur (surtout de la racine) très prisée par les chats. Dans l'Est, il existe deux autres sous-espèces répandues : la valériane des collines ou à feuilles étroites *(subs. tenuifolia)*, la valériane officinale ou à petites feuilles (ne portant pas de nom de sous-espèce), et la valériane à rejets ou rampante *(subs. repens)*.

Ce sont les parties souterraines qui sont récoltées au printemps, avant le développement des tiges, ou à l'automne.

Action sédative (réduit le temps d'endormissement, et améliore la qualité du sommeil). Réduit l'activité nerveuse en diminuant la transmission de l'influx nerveux : activité antispasmodique et calmante, idéale contre le stress, relaxant musculaire, anxiolytique.

Troubles neurovégétatifs (régulation du système digestif, respiratoire, cardiaque et urogénital sous la dépendance du système nerveux autonome), troubles légers du sommeil : 2 gélules à 300 mg de poudre de plante par jour avec 1 grand verre d'eau pendant le repas ou 2 gélules avant le dîner ; ou 1/2 cuillerée à café d'extrait fluide dans 1/2 verre d'eau ou de tisane avant le dîner et au coucher, ou sous forme de tisane (goût fort !) mélangée à la passiflore.

Déconseillée pendant la grossesse et l'allaitement, et si on prend déjà des somnifères.

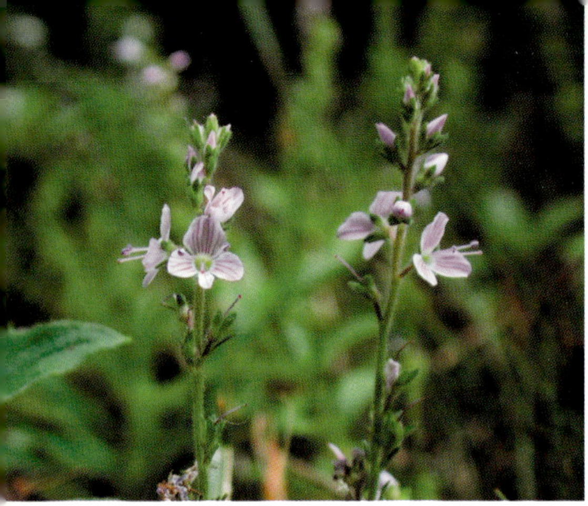

Véronique officinale

Veronica officinalis L. *Scrophulariaceae*

Expectorante
Facilite la digestion

PLANTE DES **VOSGES**

Plante vivace, assez basse, poilue ; tiges plutôt érigées ; feuilles ovales, dentées, pétiolées, aux poils doux. Répandue dans les forêts, landes et buissons, les stations ombragées de la plaine et des montagnes jusqu'aux sommets.

Les sommités fleuries sont récoltées en plein épanouissement de mai à juillet.

La plante fut exaltée comme une panacée sous le nom de thé d'Europe par les médecins du XVIe au XVIIe siècle, et en 1690 Johann Franke lui consacra un ouvrage de 300 pages qui connut plusieurs éditions et fut traduit en français. Les activités stomachiques et vulnéraires s'expliquent par la présence de tanin et d'un principe amer ; les propriétés expectorantes seraient dues à un saponoside. Employé autrefois comme expectorant dans les bronchites et l'asthme, elle est réputée ouvrir l'appétit et agir contre les crampes intestinales ou l'atonie intestinale. Considérée aujourd'hui comme une plante médicinale mineure dans les troubles digestifs, elle est encore employée dans les affections rhumatismales, la goutte et l'asthme.

1 cuillerée à soupe pour 25 cl d'eau en infusion de 10 min, boire 2 à 3 tasses par jour.

Verveine citronnée

Aloysia triphylla (L'Hér.) Britton *Verbenaceae*

Troubles digestifs avec spasmes.

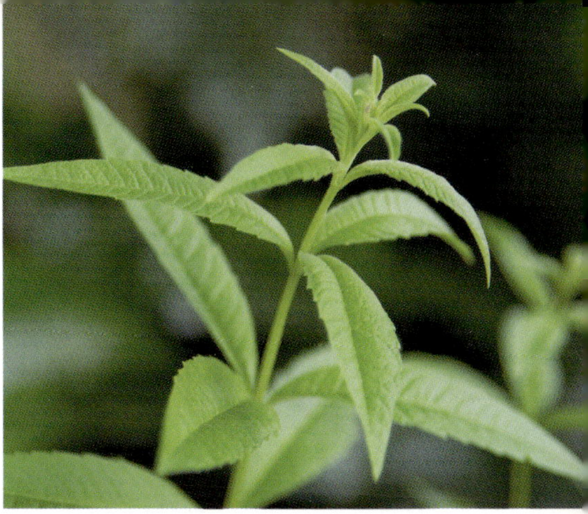

Les jeunes rameaux sont coupés en juillet avant floraison, et en octobre.

Arbuste atteignant parfois 2 m, spontané en Amérique du Sud, aux feuilles lancéolées, exhalant une odeur citronnée quand on les froisse ; présente des épis de petites fleurs blanches ou bleuâtres ; facile à cultiver, mais à conserver en intérieur pendant l'hiver dans le Nord de la France. Plante originaire d'Amérique du Sud, elle est utilisée comme épice (en salade de fruits, avec les légumes ou les desserts ou avec le plat principal).

Par son huile essentielle riche en citrals et ses dérivés, elle est un régulateur d'appétit facilitant la digestion. L'huile essentielle est antispasmodique. L'infusion de verveine est utilisée traditionnellement dans les troubles digestifs de type ballonnements, éructations, flatulences, digestion lente ou spasmodique, ainsi que dans les troubles mineurs du sommeil et la nervosité, chez l'enfant comme chez l'adulte.

Infusion de 5 à 20 g de feuilles par litre pendant 10 min (à couvert !), à boire en plusieurs fois dans la journée, principalement après les repas (équivaut à 6 gouttes d'huile essentielle par jour).

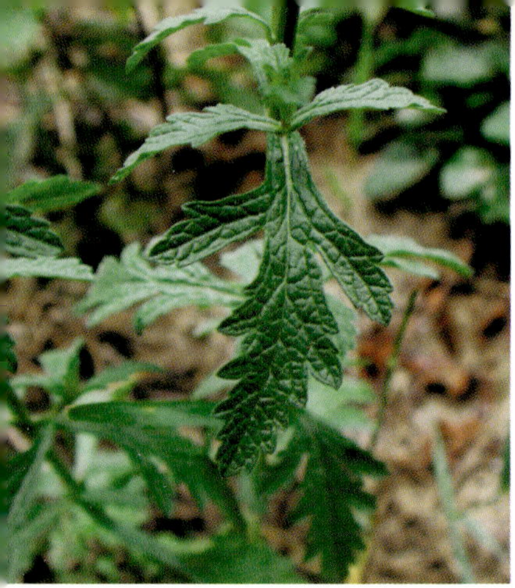

Verveine officinale

Verbena officinalis L. *Verbenaceae*

Digestion difficile
États nerveux spasmodiques
Fatigue
État grippal

PLANTE DES VOSGES

Les feuilles et sommités fleuries se récoltent en été.

Petite plante herbacée des lieux habités – à ne pas confondre avec la verveine citronnée (*Lippia citriodora* (Lam.) Kunth), beaucoup plus connue aujourd'hui, ni avec la mélisse citronnée. L'espèce sauvage est considérée dans les campagnes comme plus puissante que sa cousine citronnée. Inodore, à tige rameuse érigée, à feuilles inférieures profondément incisées, elle offre de minuscules fleurs bleues couleur lilas disposées sur de longs épis dressés.

Plante magique des Celtes et des Germains, elle est aujourd'hui redécouverte. Les dernières recherches montrent une action antitussive, anti-inflammatoire et antispasmodique, en particulier sur l'utérus (avec action imitant la progestérone), et stimulant le système immunitaire, sans oublier une action hormonale favorisant la lactation, et sur l'axe thyroïdien (inhibe la TSH).

En infusion (1,5 g de plante séchée par tasse, infuser 10 min ; deux à trois tasses par jour), ou en teinture mère dans les états nerveux, crampes, fatigue et grippe, ainsi que dans les troubles digestifs avec spasmes. En usage externe, elle apaise les coups de soleil, crevasses, gerçures et érythèmes fessiers : infuser une poignée de plante séchée 10 min dans 150 ml d'eau, et appliquer en compresses deux à trois fois par jour.

Vigne rouge

Vitis vinifera var. *tinctoria* Raf. L. *Vitaceae*

Troubles de la circulation veineuse
Hémorroïdes

Arbuste grimpant, à distinguer de la vigne vierge (du genre *Parthenocissus)* dont les fruits noirs sont plus petits.

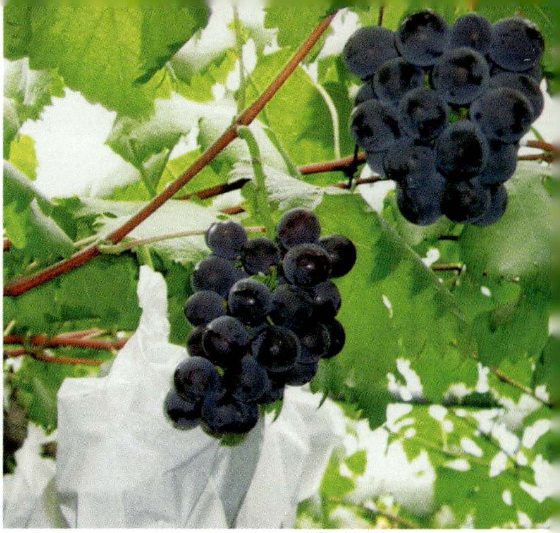

Les feuilles rougissantes de la variété de vigne à raisin noir et à pulpe rouge (appelée teinturier du Bordelais) sont récoltées à l'automne.

Ce sont essentiellement des anthocyanes (pigments rouges des feuilles automnales) qui sont à l'origine de l'action vitaminique P, qui diminue la perméabilité des capillaires, augmente leur résistance et facilite le retour veineux. De plus, des flavonoïdes de type quercétol et resvératrol (un polyphénol présent aussi sur la peau des raisins rouges et dans les vins rouges), vasoconstricteurs, évitent aussi la stase veineuse, sont antioxydants et stabilisent le collagène présent dans les membranes des vaisseaux sanguins. Cette variété de vigne issue des cépages teinturiers est la plante par excellence des problèmes circulatoires : jambes lourdes, varices, hémorroïdes ou encore troubles circulatoires liés à la ménopause, fragilité capillaire cutanée (couperose, ecchymoses, pétéchies). La plante, par ses tanins astringents, est active aussi sur certaines diarrhées et saignements.

En tisane : 1 cuillerée à soupe par tasse d'eau, infuser 10 min, boire 2 à 4 tasses par jour entre les repas ; extrait sec : gélules à 100 mg, absorber 2 gélules trois fois par jour, ou gélules de poudre de feuilles : 1 g par jour en trois fois (voire jusqu'à 2 g par jour si besoin).

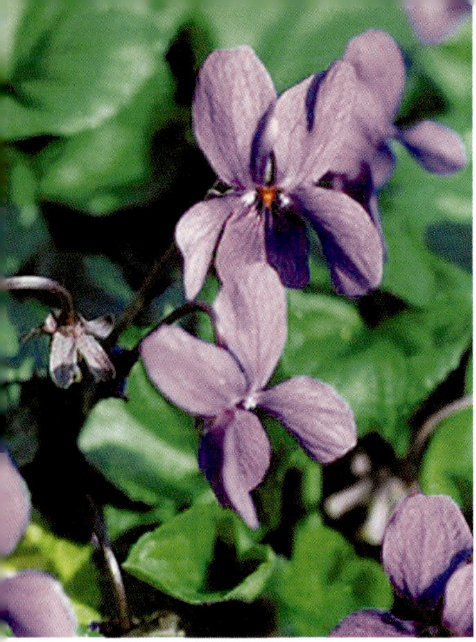

Violette odorante

Viola odorata L., *Violaceae*

Affections catarrhales
des voies respiratoires
Expectorant dans les toux grasses
et bronchites

PLANTE DES
VOSGES

2 pétales supérieurs dressés et 3 vers le bas, corolle unicolore. La violette odorante ou de mars est rare, sans tige, feuilles en rosette basale ; la violette hérissée, à fleurs inodores, fréquente les bois et les prés ; la violette sylvestre, inodore, avec une ou plusieurs tiges de 10 à 15 cm naissant d'une rosette de feuilles, pousse dans les sous-bois humides.

Cueillir au printemps, après dissipation de la rosée, et sécher rapidement à l'abri du soleil.

Fleurs de violette : émollientes, expectorantes, sudorifiques, utilisées dans les bronchites et stases bronchiques (effet émollient, antitussif et anti-inflammatoire). L'association avec le tussilage et le bouillon blanc mêle des composants pour toux sèche et grasse. Anti-inflammatoire du tube digestif et des voies urinaires, dans les ulcères gastrique et duodénal. Le suc des fleurs fraîches est laxatif, les racines sont purgatives.

Usage interne (toux et affections des voies respiratoires) : 1 cuillerée à café de fleurs séchées de violette odorante pour 1 tasse d'eau bouillante, infuser 10 min, filtrer, 3 tasses par jour ; ou sirop (infuser 10 g de fleurs séchées dans 100 g d'eau, pendant 4 h ; exprimer, filtrer, ajouter 170 g de sucre ; 1 cuillerée à soupe deux à trois fois par jour). Usage externe (gerçures aux mains ou aux pieds, crevasses de seins) : appliquer une crème à 3 % de violette.

Le rhizome des violettes, vomitif, était considéré autrefois comme équivalent à l'ipéca.

Index des affections

Ballonnements et fermentations	Absinthe, Airelle (baies), Angélique, Anis vert, Badiane, Camomille matricaire, Carvi, Centaurée (petite), Charbon, Fenouil, Genévrier, Mélisse, Menthes, Origan, Romarin, Thym
Calculs biliaires	Artichaut, Boldo, Chélidoine, Pissenlit, Tilleul (aubier)
Colite et « côlon irritable »	Angélique, Camomilles, Curcuma, Fenouil, Menthe
Constipation	Artichaut, Boldo, Ispaghul, Mauves, Pissenlit, Radis noir, Ricin, Romarin, Séné
Diarrhée	Aigremoine, Alchémille, Charbon, Framboisier, Levure de bière, Myrtille, Noyer, Renouée des oiseaux, Ronce
Digestion difficile	Absinthe, Angélique, Anis vert, Boldo, Carvi, Fenouil, Fumeterre, Gentiane jaune, Raifort, Romarin, Véronique, Verveine officinale et citronnée
Douleurs digestives	Camomilles, Charbon, Mélisse, Genièvre, Mauves
Flore intestinale	Levure de bière, Noyer
Gastrite	Argile, Boldo, Fenouil, Lithotame, Menthe, Réglisse, Thym
Gastroentérite	Ail, Argile, Charbon, Lapacho, Myrtille, Sarriette, Sauge, Thym
Indigestion	Camomilles, Carvi, Curcuma, Fenouil, Gentiane, Thym, Verveine citronnée
Insuffisance hépatique	Artichaut, Bardanes, Boldo, Centaurée (petite), Chardon-marie, Desmodium
Insuffisance hépatobiliaire	Artichaut, Boldo, Chélidoine, Curcuma, Fumeterre, Orthosiphon, Pissenlit, Radis noir, Tilleul (aubier), Verveine citronnée
Nausées	Fenouil, Gingembre
Spasmes des voies biliaires	Fumeterre, Radis noir, Tilleul (aubier)
Spasmes digestifs	Angélique, Anis, Aspérule, Badiane, Camomille matricaire, Chélidoine, Cumin (carvi), Fenouil, Fumeterre, Mauves, Menthe, Tanaisie, Thym, Verveine citronnée

Fatigue et défenses immunitaires

Adaptogène (antistress)	Argousier, Éleuthérocoque, Ginseng
Baisse des défenses immunitaires	Acérola, Argousier, Échinacée, Éleuthérocoque, Gelée royale, Lapacho, Propolis
Changement de saison	Acérola, Argousier
Fatigue et convalescence	Acérola, Argousier, Centaurée (petite), Cynorrhodon, Éleuthérocoque, Gelée royale, Gentiane jaune, Gingembre, Ginseng, Guarana, Spiruline, Thé vert
Fatigue musculaire, endurance	Éleuthérocoque, Ginseng, Spiruline, Tribulus
Stimulant, tonique immédiat	Argousier, Guarana
Tonifiant	Argousier, Éleuthérocoque, Ginseng, Lapacho, Prunelle

Gynécologie

Fatigue et déprime post-accouchement	Argousier, Levure de bière
Hémostatique (règles)	Alchémille, Bourse-à-pasteur, Chardon-marie, Lamier blanc
Infections urinaires et gynécologiques	Sauge, Thym
Irrégularités du cycle	Alchémille, Gattilier, Persil
Lactation (insuffisance)	Angélique, Anis vert, Fenouil
Lactation (pour la stopper)	Persil

Leucorrhée	Alchémille, Lamier blanc
Règles profuses	Alchémille
Syndrome prémenstruel	Alchémille, Camomilles, Framboisier, Gattilier, Lamier blanc, Onagre, Sauge
Troubles de la ménopause	Achillée, Alfalfa, Houblon, Sauge, Soja, Trèfle des prés

Métabolisme et nutrition

Anabolisant végétal	Tribulus
Apéritif	Absinthe, Achillée millefeuille, Artichaut, Badiane, Carvi, Centaurée (petite), Fumeterre, Gentiane, Houblon, Moutarde, Oranger (zeste)
Cholestérol	Ail, Ail des ours, Artichaut, Chardon-marie, Éleuthérocoque, Ginseng, Harpagophytum, Lécithine de soja, Orthosiphon, Pissenlit
Diabète	Aigremoine, Ail, Ail des ours, Bardanes, Éleuthérocoque, Eucalyptus, Ginseng, Myrtille, Noyer
Reminéralisant	Alfalfa, Ortie, Prêle, Spiruline
Triglycérides	Ginseng, Lécithine de soja

Minceur

Coupe-faim	Ispaghul
Excès de poids	Frêne, Fucus, Guarana, Orthosiphon, Persil, Piloselle, Reine-des-prés, Thé vert
Excès de poids avec hyperlipidémie	Ail, Artichaut, Ginseng, Harpagophytum, Orthosiphon, Pissenlit
Rétention d'eau	Cassis, Orthosiphon, Piloselle, Pissenlit, Queues de cerises

Nervosité, stress et insomnie

Agitation	Avoine
Angoisse et anxiété	Ballote, Passiflore, Valériane
Dépression	Houblon, Millepertuis
Émotivité	Aspérule
Insomnie	Aspérule, Aubépine, Ballote, Coquelicot, Houblon, Lavandes, Mélisse, Passiflore, Tilleul (fleurs), Valériane
Nervosité	Ballote, Escholtzia, Oranger, Valériane, Verveine officinale
Palpitations	Aubépine
Spasmes	Aspérule, Aubépine, Mélisse, Oranger
Stress	Acérola, Argousier, Éleuthérocoque, Ginseng, Lavandes

Ophtalmologie

Antiseptique oculaire doux	Bleuet, Euphraise
Rétine et vision nocturne	Myrtille
Blépharite, conjonctivite, orgelet	Euphraise
Fatigue oculaire	Bleuet, Euphraise
Irritations des muqueuses oculaires	Camomille romaine, Euphraise, Mauves, Plantains
Kératite	Euphraise, Mauves

Respiration et ORL

Allergies respiratoires et asthme	Fenouil, Marrube, Plantains
Angines	Échinacée, Propolis, Sauge, Saule, Thym,

Bronchite	Bouillon-blanc, Bourrache, Camphre, Échinacée, Eucalyptus, Lierre grimpant, Lierre terrestre, Origan, Primevère, Réglisse, Renouée des oiseaux, Sapin, Sarriette
Enrouement, Laryngite	Échinacée, Mauves, Propolis
Fièvre	Frêne, Reine-des-prés, Saule blanc
Grippe	Acérola, Argousier, Buis, Camphre, Cynorrhodon, Échinacée, Primevère, Propolis, Reine-des-prés, Saule blanc, Sureau
Infections bronchiques et ORL	Eucalyptus, Marrube blanc, Oignon, Origan, Romarin, Sarriette, Sauge, Serpolet, Thym
Maux de gorge	Aigremoine, Bouillon-blanc, Eucalyptus, Framboisier, Marrube blanc, Mauves, Ronce, Sauge, Thym
Rhinopharyngite	Camphre, Échinacée, Eucalyptus, Euphraise, Propolis, Sapin, Sureau, Thym
Sinusite	Camphre, Eucalyptus, Origan, Pin, Thym
Toux grasse	Bouillon-blanc, Coquelicot, Eucalyptus, Guimauve, Lierre terrestre, Marrube blanc, Mauves, Origan, Réglisse, Serpolet, Thym, Tussilage, Véronique officinale, Violette odorante
Toux sèche, trachéite	Bouillon-blanc, Bourrache, Coquelicot, Échinacée, Guimauve, Lierre grimpant, Marrube blanc, Mauves, Propolis, Sauge, Serpolet, Thym, Tussilage

Rhumatologie et douleurs

Arthrite	Cassis, Curcuma, Harpagophytum, Scrofulaire
Arthrose	Frêne, Harpagophytum,
Avant et après l'effort	Arnica
Déminéralisation et ostéoporose	Bambou, Lithotame, Prêle des champs
Douleurs articulaires	Bambou, Bouleau, Cassis, Chiendent, Choux, Frêne, Genévrier, Harpagophytum, Prêle, Reine-des-Prés, Saule blanc, Scrofulaire
Douleurs musculaires	Arnica, Camphre, Cassis, Harpagophytum, Millepertuis
Entorses et foulures	Arnica, Mélilot jaune
Goutte	Bouleau, Cassis, Frêne, Harpagophytum, Tilleul (aubier)
Lumbago, maux de dos, sciatique	Bambou, Cassis, Harpagophytum, Moutarde, Scrofulaire
Tendinite	Cassis, Harpagophytum, Prêle, Scrofulaire

Sexualité

Dysfonctions sexuelles	Tribulus
Tonique sexuel	Gingembre, Ginseng

Urologie

Calculs rénaux, urinaires	Bouleau, Chiendent, Frêne
Coliques néphrétiques	Chiendent, Harpagophytum, Tilleul (aubier)
Cystite	Airelle, Bruyère, Busserole, Canneberge, Échinacée, Millepertuis, Myrtille
Diurétique	Airelle, Bouleau, Bruyère, Busserole, Chiendent, Frêne, Genévrier, Orthosiphon, Ortie, Persil, Piloselle, Pissenlit, Prêle des champs, Queues de cerise, Reine-des-prés
Inflammations urinaires	Lamier blanc, Mauves
Prostate (troubles de la)	Bruyère, Courge (huile), Épilobe, Ortie (racine)